主编

张 俊

肿瘤居家疗法

（第二版）

Cancer Care at Home

上海科学技术出版社

图书在版编目（CIP）数据

肿瘤居家疗法/张俊主编. —2版.—上海：上
海科学技术出版社，2019.7 (2025.4 重印)
　　ISBN 978-7-5478-4422-9

　　Ⅰ.①肿… Ⅱ.①张… Ⅲ.①肿瘤－疗法 Ⅳ.
①R730.5

中国版本图书馆CIP数据核字（2019）第073207号

肿瘤居家疗法（第二版）

主　编　张　俊

上海世纪出版（集团）有限公司
上海科学技术出版社　出版、发行
（上海市闵行区号景路 159 弄 A 座 9F-10F）
邮政编码 201101　www.sstp.cn
上海中华商务联合印刷有限公司印刷
开本 700×1000　1/16　印张 11
字数 130千字
2014年1月第1版
2019年7月第2版　2025年4月第4次印刷
ISBN 978-7-5478-4422-9/R·1835
定价：36.00元

肿瘤的发生和发展是一个非常复杂的过程；
同样，治疗肿瘤也不容易。肿瘤既聪明又邪
恶，如何赢得抗癌战并维护生而为人的尊严，
不仅是医学的任务，也是全人类的挑战。

——致所有正在与肿瘤作战的癌友及家人

感谢

* 上海市疾病预防控制中心肿瘤防治专业委员会肿瘤防治项目专项基金资助

* 上海市医学领军人才项目资助

* 上海市优秀学术/技术带头人项目资助

* 上海交通大学医学院高峰学科——临床医学"研究型医师"项目

　　本书从肿瘤认知新视角、抗肿瘤治疗药物所致不良反应的应对、肿瘤患者的居家照护、热点话题与科普问答四个方面，系统全面地介绍目前对肿瘤认知的更新、主要治疗手段以及居家照护等相关问题。

　　作者创新性地提出"肿瘤居家疗法"这一概念，并从抗肿瘤治疗常见不良反应及其应对措施、居家照护要点、肿瘤认知常见疑问等方面做了详细阐释，旨在为肿瘤患者及其家人提供更为科学、专业、有效的参考与指导，舒缓肿瘤及抗肿瘤治疗带来的痛苦，维护人生尊严及生活质量。

　　同时，书中还通过"二维码"的形式增加了"专家解说视频"，从多个角度，解读肿瘤居家治疗技巧，让肿瘤患者对肿瘤不再畏惧，树立战胜肿瘤的信心。

———— 名誉主编 ————

朱正纲

———— 主　编 ————

张　俊

———— 参编者 ————

施　敏　计　骏　忻　笑

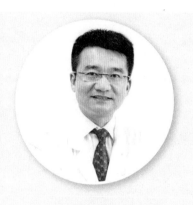

　　张俊，1973年生，医学博士，博士研究生导师。现任上海交通大学医学院附属瑞金医院肿瘤科主任、上海消化外科研究所研究员。入选上海市医学领军人才、上海市优秀学术/技术带头人，获上海市卫生系统"银蛇奖"。

　　现任中华医学会肿瘤学分会胃癌学组副组长、中国抗癌协会肿瘤支持治疗专业委员会副主任委员兼青年委员会主任委员、中国临床肿瘤学会（CSCO）青年专家委员会副主任委员、中国医师协会肿瘤医师分会青年委员会副主任委员、中国医师协会整合医学分会整合肿瘤学专业委员会副主任委员、中国医药教育协会腹部肿瘤结直肠癌分会副主任委员、上海市医学会肿瘤靶分子专科分会候任主任委员、上海市医师协会肿瘤学分会副主任委员、上海市抗癌协会肿瘤免疫治疗专业委员会副主任委员、上海市抗癌协会胃癌分子靶向与免疫治疗专业委员会副主任委员。

主要研究领域为实体肿瘤的靶向治疗与化学治疗。在国内外专业期刊发表学术论文40余篇，共同主编或主译《结直肠癌规范化诊疗：国际进展与中国实践荟萃》《癌症转化医学研究中的靶向治疗》，参编《胃肠道间质瘤》《胃癌研究新进展》等多部专著。作为课题参与人获国家科学技术进步奖二等奖、教育部高等学校科学研究优秀成果奖（科学技术）自然科学奖二等奖、上海市科技进步奖一等奖、上海市医学科技奖三等奖等。

癌症起源于人,也止步于人;医者治病,但重要的是救人。正如苏珊·桑塔格在《疾病的隐喻》一书中所言,癌症是一种"典型的属于20世纪的苦难"。在常见的恶性实体肿瘤诊疗方面,历经数十年之努力,医学界业已逐渐形成以延长患者生存期和维护生活质量为目标,以基于循证医学的多学科诊疗为指导的临床实践理念。

但从患者角度而言,目前常用的肿瘤治疗方法,包括外科手术、放射治疗、化学治疗等,均是由医生主导的单向治疗,如何让患者及其家属主动获悉肿瘤相关知识的最新进展,如何答疑解惑,有针对性地指导患者及其家属配合治疗、掌握居家照护要点,对提高肿瘤综合治疗疗效起着非常关键的作用。在对抗疾病的过程中,充分尊重生命的价值,是写这本书的初衷。

在此背景之下,我们于2015年撰写了《肿瘤居家疗法》(第一版)。通过"肿瘤居家疗法"这一新视角,以通俗的语言,系统地为患者及其家属讲解肿瘤基础知识,阐述肿瘤治疗过程中的不良反应及其相应的处理措施,并为肿瘤复发患者和晚期肿瘤患者提供积极的应对策略,宣传肿瘤可防可治的理念;让肿瘤患者及其家属了解当前常用的抗肿瘤治疗手段、应对措施、不良反应处理方法等相关知识;帮助肿瘤患者及其家属减少恐慌心理,使他们能更好地直面肿瘤和肿瘤的复发;为肿瘤治疗提供科学、专业、有效的参考指南;帮助更多的患者缓解肿瘤带来的痛苦,并有效提高生活质量。内容上,既介绍常见肿瘤防治方法，又关注心理、情绪、营养、支持等；既注重知识的介绍，又强调人文关怀。

此书一经面世，便受到社会的广泛关注。随着医学知识的不断更新，微信、微博等平台的飞速发展，希望《肿瘤居家疗法》再版的呼声也日渐强烈。以此为契机，《肿瘤居家疗法》（第二版）在原有的基础上，进一步完善了抗肿瘤治疗过程中各种不良反应的应对处理措施，还加入了肿瘤居家照护等章节。此外，也整理了我个人微信公众号、微博平台中读者经常提及、具有普遍意义的问题解答。感谢广大病友，他们的疑问不断地启发和激励我，也是让我克服怠倦，坚持做到微信公众号和微博每日一更新的力量源泉。因为需要，所以存在。

《肿瘤居家疗法》是一本爱心满溢的书，第二版则是爱心的接力。借此书出版之际，感谢我的同事们利用业余时间为本书付出的努力。本书每个环节充盈的是对肿瘤患者及其家庭深深的关切和爱意，愿爱心不断接力下去。

2018年秋

2007年，我接诊了一位来自福建、身患重疾的陈姓老人。在为期6个月的治疗中，老人不疾不徐、从容面对疾病的气质和心态，让看惯生离死别的我印象颇深。其子陈俭先生也是一位充满爱心之人，我们很快成了朋友。老人后虽西去，但我们不以医患而以一家人的身份开始了交往。

无意中，我谈及早前在国外多家知名肿瘤中心参观和学习时，均见其设有患者学习中心（learning center），里面有很多放在书架上任人自取、提供肿瘤治疗资讯的科普小册子。回国后，我亦曾多次在上海市癌症康复俱乐部授课，每次均被病友大量问询。陈先生马上建议，何不也撰写些科普手册以回答患者和家属关心的问题，造福更多肿瘤患者和家庭？真是心有灵犀、一拍即合。当时我正被烦冗的日常事务所累，日益疏懒了出版科普图书的兴趣。现有人提出建议，便重新点亮了我对此工作的热情。

平心而论，在肿瘤治疗药物与治疗技术方面，国内外差距日益缩小，我国肿瘤患者能够在国内得到先进的医疗服务。但在患者支持和宣教系统方面，与国外相比还是差距甚远。患者和家属急需获得与其疾病相关的知识和资讯，但求助途径实在太少，可读性强、实用价值高的资料更是寥寥无几。另一方面，由于国情和文化传统之故，我国有太多的肿瘤患者因家属坚持隐瞒病情，无法以主动积极的态度接受抗肿瘤治疗。家属用心良苦，但未必对治疗有益。其实，并非肿瘤患者人人精神脆弱、难以接受患病的事实，更多的患者在知晓病情后，反而以更为积极的态度面对疾病，配合治疗。因为生命只有一次，每个人都是倍加珍惜的。

在陈先生的大力推动下，我们翻阅了美国、欧洲等国的肿瘤科普图书，汲取精华，并结合我国的文化背景和社会情况，从患者及其家人的角度选择亟待解答的问题，有针对性地给予说明，包括治疗的代价、如何直面晚期肿瘤甚至死亡等人文命题。期间，郑家鑫、张静、周蕾、袁琨、黄娟、张冰等为本书素材和参考资料收集与整理做了大量工作。在经费筹措方面，幸获香港方樹福堂胃肠肿瘤慈善基金、上海市疾病预防控制中心肿瘤防治专业委员会肿瘤防治项目专项基金以及国家临床重点专科（肿瘤学）项目资助，本书方得以付梓，在此致谢。

乐意帮助他人的人，自己也一定会感到很快乐。这是一本充满爱心的书，充盈着对肿瘤患者及其家庭深深的关切和爱意。我们衷心希望，此书能够对肿瘤患者及其家庭有所帮助。

2014 年 9 月

肿瘤认知新视角

抗肿瘤治疗药物所致不良反应的应对

肿瘤患者的居家照护

热点话题与科普问答

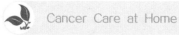

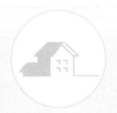

肿瘤认知新视角

"罹患肿瘤"的诊断，无疑是给患者及其家人的当头一棒，进而影响到家庭的每个成员，并由此或多或少地改变我们的生活和情绪，家庭成员间的人际关系也会出现微妙的变化。以下因素可能是我们需要关注的：

◇ 哪位家庭成员患上了肿瘤？

◇ 这位家庭成员患上了何种类型的肿瘤，准备做什么治疗或已接受了哪些治疗？

◇ 患者的年龄及其在家庭中的地位如何？

◇ 患者身边是否有亲朋好友可提供帮助？

◇ 患者家里是否有兄弟姐妹，他们的年龄和平时彼此之间的关系如何？

◇ 患者是否和长辈或子女住在一起？

◇ 如为接受抗肿瘤治疗而需要远行，甚至到另一个城市或另一个国家，患者家人或朋友是否能够探访或联系患者？

◇ 患者需要住院治疗多长时间？

◇ 患者目前的自我感觉如何？

◇ 是否容易得到肿瘤相关问题的资讯？

◇ 可否与家人或朋友开诚
　布公地谈论肿瘤及其相
　关信息?

◇ 可否与其他人坦诚地交
　流和讨论有关家人罹患
　肿瘤的信息?

◇ 患者的好友是否知道其
　家里发生的变化?

　　上述问题中的任何一
个,都可能影响到我们家庭
的日常生活。只有患者自己
才能切身体会肿瘤是如何改
变着他们的生活、工作和情
绪。目前从互联网等各类媒
体或图书中得到的碎片化信
息,往往难以解决所有的疑
问和困惑。

　　本书可告诉大众更多
的肿瘤相关知识及其治疗方
法;让肿瘤患者理解为什么
生活中会出现这些变化,以
及更深入地了解肿瘤和抗肿
瘤治疗;帮助家庭成员与肿
瘤患者更好地相处,更好地
为患者提供关爱与支撑、携
手抗击肿瘤。

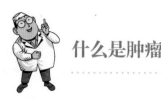

什么是肿瘤

恶性肿瘤不是一种疾病，而是一大类疾病的总称，我们一般把它们统称为"癌症"。这类危及生命的疾病，**以肿瘤细胞失控性地异常增长（恶性增殖）、进攻性地累及周边脏器（侵袭）以及侵略性地迁徙定植于远处器官（转移）为特征。**有人说，癌症是人类疾病中最为"凶狠阴险的敌人"。

反思对抗癌症的历史，也是人类在理解和认识疾病方面，从表象到机制、从环境到基因，逐步深入的缩影，其中充满了科学的创造力。认知肿瘤本身的特性，有助于更好地预防和治疗恶性肿瘤。

人类的恶性肿瘤有上百种，每种肿瘤都有自己的名称，及其相应的治疗方法和治愈的概率。**世间难以找到一模一样的两片树叶，同理，每个恶性肿瘤都有其各自的特点，**即便是同一种肿瘤，不同患者之间也有差异，这就是所谓"异质性"。这种异质性不仅表现在不同的个体间，还表现在肿瘤病程中的不同阶段，比如原发灶和转移灶之间也可能存在差异。这解释了为何同一类型、同一病期的肿瘤患者会有不同的结局，这为我们的治疗设置了障碍，同样也体现了量体裁衣、开展"个体化治疗"的必要性。

数十万亿个细胞构成了人体，它们只有通过显微镜才能被看见。细胞有不同的种类，每种细胞都可通过分裂形成新的细胞；故衰老的细胞会不断被新细胞所替代。肿瘤的产生是由于细胞的更新发生了异常，不能发挥正常的生理功能。形态和结构都与正常细胞明显不同。肿瘤细胞分裂时，产生更多和自己一样的异常子代细胞，这些异常细胞持续分裂成更多的细胞。对乳腺癌、肺癌等实体肿瘤而言，异常增殖的肿瘤细胞集结成团，形成肉眼可见的团块，最后排挤和破坏机体中健康正常的细胞和组织。

良性肿瘤的细胞可以排挤正常细胞，但不会扩散到身体的其他部位。与良性肿瘤细胞不同，恶性肿瘤细胞非但排挤正常细胞，还会扩散到身体的其他部位。体内会出现一个细胞或一簇群细胞的脱离、迁徙，并通过血液和淋巴系统，甚至以直接脱落种植的形式，定植于身体的其他部位，并在此分裂生长形成新的肿瘤，这种现象称之为"转移"。

常用肿瘤医学术语

肿瘤学：针对肿瘤发生、发展、侵袭、转移等特征而开展的科学研究，以及各类肿瘤治疗方法的研究。从事以上工作的专业人士，也被称为"肿瘤学家"。

恶性肿瘤：一大类疾病的总称，以失控性地细胞异常增长（恶性增殖）、进攻性地累及周边脏器（侵袭）以及侵略性地迁徙定植于远处器官（转移）为特征，也被统称为"癌症"。

肿块：能被手指触及的较为表浅的包块，或是被计算机断层扫描（CT）、超声波、磁共振、内镜等检查所发现的异常团块。肿块是肿瘤的一个信号，需引起重视。但并非所有的肿块都是恶性肿瘤。

活检：从人体取下一小块组织（细胞群），放在显微镜下观察组织结构和细胞形态是否正常的一种检查方法。对体表肿块，多通过直接切取活检或经超声引导下的活检；对深部组织而言，可借助CT引导下穿刺活检或经各类内镜取活检。确诊肿瘤的金标准是病理学检查，以明确是否为恶性肿瘤，以及其大致的起源组织和类型。此外，还可借助活检获得的组织，开展基因层面的检测，有助于找寻潜在的药物靶点。目前，还可通过血液、组织液等开展相关检查，称之为"液体活检"。

诊断：疾病类型的确认，依赖于临床检验和医生的经验和知识。对于肿瘤的诊断，病理学检查是目前的金标准。

免疫细胞：使人类机体免遭感染和其他疾病的细胞。

淋巴系统：人体内重要的防御功能系统，也是体内储存和制造抗肿瘤和对抗疾病细胞（免疫细胞）的组织和器官。这些细胞可在组织局部存在，也可存在于被称为"淋巴液"的体液中；载有淋巴液的淋巴管也是该系统的一部分。淋巴系统一方面通过淋巴液引流，清除体内异物、细菌等；另一方面，作为身体防御的前哨，分散于身体各部位的淋巴结可有效阻止经淋巴管进入的病原体。

缓解：肿瘤症状改善以及肿瘤出现体积缩小或数量减少，总体表现为肿瘤负荷的下降。这种情况下的持续时间，称为"缓解期"。

复发：肿瘤经治疗而缓解后，肿瘤细胞再次出现的情况。可表现为在原发部位的卷土重来，也可表现为远处脏器的转移病灶。

转移：肿瘤细胞从身体的某个部位扩散到其他脏器或其他部位，称之为"转移"。转移是恶性肿瘤的特征之一，良性肿瘤不会发生转移。由恶性肿瘤细胞扩散形成的肿瘤也称为转移灶，如乳腺癌的肝转移，其本质并非肝脏原发的肿瘤，而是乳腺来源的恶性肿瘤；结直肠癌的肝转移，虽然表现为肝脏的肿块，但其本质仍是来源于结直肠的恶性肿瘤。转移（metastasis）的拉丁语本意是"超越平静"，很好地描述了癌细胞作为一个精致的利己主义者，一个不择手段的个人主义者的本性。

预后：罹患疾病的人可能发生的情况及转归。对肿瘤而言，预后多以生存时间的长短来反映。

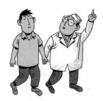

初诊肿瘤后的家庭关系应对

任何疾病都可能使一个家庭的情况发生一段时期的改变。即便是感冒患者，也都难以像平常一样和家人亲密无间。偶尔的一次小病，可能使患者需要更特殊的照护，家属因此被迫停下工作而在家照看，一般不会耗费太长时间，家庭生活很快会恢复原状。

但癌症完全不一样，它能慢慢改变、消耗、吞噬一切家庭生活；甚至影响每一次家庭沟通、家庭交流和家庭活动，家人间的关系也会发生微妙的变化，这种变化我们能明显地感受和体会。

肿瘤患者需要特殊的治疗，家人需经常奔波往返于医院和居所。家人会为此担心，也为自己担心。在多数人看来，癌症的诊断就像是给患者判了死刑，这把达摩克利斯之剑始终悬于家庭的每个成员头上，患者及其家人会背负沉重的心理枷锁，进入无休止的医疗持久战，而我们的至亲最终或许难逃被肿瘤吞噬的宿命。因为多数情况下，我们无法知道这病能否治好，给我们的心理背负了很大的包袱，这是影响情绪和家庭关系的关键问题之一。

这时，患者本人及家人或许会有不同的反应。他们会害怕或生气，因为生活随着罹患肿瘤而发生了改变。他们或许会感到疲劳，对未来充满恐慌，甚至变得紧张而不像以前那样容易沟通和交流。而有的人却表现的好像什么都没发生一样，以掩饰自己的紧张情绪或尽量避免将不良情绪传递给家人。但无论怎样，恐慌和无助的情绪是客观存在的。

此时，患者应及时调整心态，掌握与家庭成员的沟通技巧，有助于及时做好心理应对。患者也许会质疑亲友是否真正关心过自己，觉得家里某些成员的表现方式难以理解，甚至不可理喻，那最好和他们当面好好谈谈。这样做，你才会了解和理解他们为什么会有那样的反应。

你应该知道：

* 随着各种新型抗肿瘤治疗方法和药物的出现，越来越多肿瘤患者的寿命得以延长。

* 肿瘤是一个古老的疾病，古埃及的莎草纸画中就有肿瘤的记载，它并非是现代工业化的伴生品。

* 患上肿瘤并不意味着会马上死亡，世界卫生组织已将癌症列为慢性病。

* 罹患肿瘤的风险并非像中六合彩那么低，中国每天新确诊的肿瘤患者数量约一万人，我们并非孤军作战。

* 情绪崩溃、怨天尤人……为了宣泄负面情绪的诸多消极做法，并不能改变罹患肿瘤的事实。

* 你的所思所想，也不能改变你的家庭成员罹患肿瘤的事实。

* 如何直面肿瘤挑战，与家人并肩作战抗击肿瘤，以及如何举一反三、防范肿瘤，这些是在此类噩耗下，我们最应考虑的问题。

* 肿瘤无传染性，你不会从家人那里传染上肿瘤或把肿瘤传染给其他人。

* 只有很少类型的肿瘤呈现家族遗传性的特征，但这个比例是非常低的。

* 如果你的家人罹患肿瘤，并不意味着其他家庭成员也必然会遭受同样不幸。

肿瘤有哪些治疗方法

除白血病等血液系统肿瘤外，大多数的肿瘤表现为实体的肿块，故针对实体恶性肿瘤的治疗主要有以下三类。第一类是从肉体上移除肿瘤，即外科手术；第二类是使用各种物理学的手段，从结构上毁损肿瘤，放射治疗、射频消融治疗和冷冻疗法等是其中的代表；而第三类，就是使用各种化学性或生物性药物，从功能上抑制肿瘤，其中包括各类化学治疗药物、分子靶向治疗药物以及免疫治疗药物等。

临床上，多根据不同的肿瘤类型、分期等特征，采用一种或多种治疗手段。核心的原则是，**我们希望在最正确的时间，给最合适的患者，使用最正确的治疗方法**。就此而言，在全面评估肿瘤和体力状态的基础上，制订合理的治疗目标，并循此给予最佳的治疗方案，是为**"评估—目标—方案"**三部曲，也是上海交通大学医学院附属瑞金医院肿瘤科贯彻**"全程管理，合理布局"**学术理念的基础。

 外科手术 ———

如果肿瘤仅局限于孤立的器官或部位，并未转移或累及其他脏器，则可由外科医生切除之。一般可获得被治愈的机会，这种操作多被称

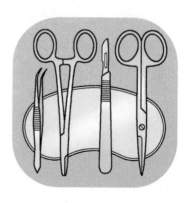

为"根治术",是近代外科学发展200年来所传承下的遗产,并正在不断完善。

肿瘤根治性手术中,所有的肿瘤组织要被切除;有时,肿瘤周围正常的组织也需要被切除,以达到根治的清扫要求。手术后的患者,需要住院治疗直到身体状态恢复到可回家康复为止。回家后,患者也许因为手术的原因仍然很虚弱,身体需要一段时间才能恢复。合理的居家治疗,在术后康复阶段甚为重要。

 ## 放射治疗

放射治疗是指利用放射线,如放射性同位素产生的α、β、γ射线,以及各类X射线治疗机或加速器产生的X射线、电子射线、质子束或其他粒子束等治疗恶性肿瘤的一种方法。

1896年,美国医生格拉比尝试使用X射线来治疗乳腺癌,从而开启了放射肿瘤学的先河。1902年,居里夫妇发现放射性元素镭之后,进一步充实了放射治疗的武器,推动了放射治疗肿瘤的飞速进步。

放射治疗时,高能量放射线通过直接照射恶性肿瘤而杀伤癌细胞,因为放射线能阻止癌细胞进行分裂,但放射疗法也会损伤周围的正常组织。医生会对身体未被照射的部位采取相关屏蔽措施,使大部分正常组织受到特殊保护。不断发展的新型放射治疗装置也对如何减少肿瘤周围正常组织损伤做了很大的改进。

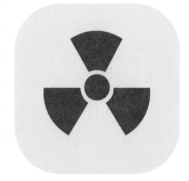

有时候，射线并不是由加速器射出的，而是由放置在肿瘤内或肿瘤附近的放射性核素产生的。利用外科手术将放射源类的物质放置于肿瘤内，这样癌细胞就可以在体内被杀死。一般而言，此类放射源的辐射范围很小，在治疗期间或治疗后，接受这种疗法的患者本身并不具有很强的放射性。尽管如此，对体内被置入同位素放射源的患者而言，只有等体内的放射源移出或经一定时间的衰减期后，才能安全地靠近他们。

 化学治疗

化学治疗是应用化学性药物杀死肿瘤细胞，或者抑制肿瘤细胞生长的方法，以下简称"化疗"。这些药物常被称为"化疗药物"。化疗药物的作用遍及全身，可杀灭转移到淋巴结以及远离原发肿瘤部位的肿瘤细胞。化疗的目的是阻止肿瘤细胞的生长和增殖，并缓解某些因肿瘤本身造成的症状。

化疗药物可通过以下机制杀灭肿瘤细胞，包括：① 破坏肿瘤细胞的结构或构成细胞的组分；② 让肿瘤细胞的增殖处于停滞状态；③ 干扰肿瘤细胞对关键营养成分的摄取。

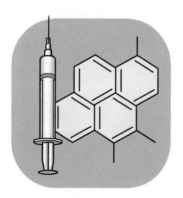

化疗可单独使用，也可与其他治疗方法联合使用。某些化疗药物在联合其他化疗药物一起使用时，较单一使用具有更好的治疗效果。所以某些肿瘤的化疗方案包含一种以上的化疗药物，称为"联合化疗"。

您可就此问题，详细询问治疗医生。

分子靶向治疗 ——

肿瘤分子靶向治疗是在分子水平上，针对已经明确的致癌位点（该位点可以是肿瘤细胞内部的一个蛋白质分子，也可以是一个基因片段），来设计相应的治疗药物。药物进入体内后，会特异地选择上述靶点，与之相结合而发生作用，使肿瘤细胞发 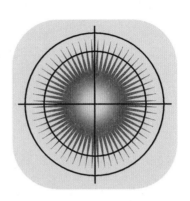 生特异性死亡；或通过改造肿瘤局部的微环境而更有利于抑制肿瘤的生长。分子靶向治疗对肿瘤周围的正常组织的影响较小，所以分子靶向治疗曾被称为"生物导弹"。

抗肿瘤分子靶向治疗的靶点，一般多为促进肿瘤细胞生长或维持肿瘤细胞存活的特异性蛋白质、细胞内传递各类生长信号的通路、促进肿瘤新生血管形成的蛋白质等。与传统的细胞毒性化疗药物不同，肿瘤分子靶向治疗具有特异性抗肿瘤作用，且毒性明显减少，开创了肿瘤治疗的新领域。

 免疫治疗 ——

免疫治疗是通过重新启动并维持肿瘤与机体之间的免疫平衡，恢复机体正常抗肿瘤免疫状态，从而控制与清除肿瘤的一种治疗方法。

近年来，肿瘤免疫治疗发展高歌猛进，包括单克隆抗体类免疫检

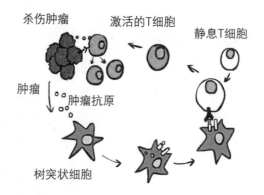

查点抑制剂、治疗性抗体、肿瘤疫苗、细胞免疫治疗和小分子抑制剂等被不断开发。目前已在恶性黑色素瘤、非小细胞肺癌、肾癌和前列腺癌等多种实体瘤的治疗中展现了强大的抗肿瘤活性。

与此同时，嵌合抗原受体T细胞免疫疗法（CAR−T）等通过改造患者自身的免疫细胞来清除癌细胞的新型免疫细胞疗法，在急性白血病和非霍奇金淋巴瘤等肿瘤的治疗上也显示了很好的疗效。

 抗肿瘤药物如何给药

抗肿瘤药物可通过以下不同的途径，进入人体发挥治疗作用。

＊ 直接注射：直接注入肿瘤部位。

＊ 静脉途径：通过静脉输注导管将药物直接注入静脉内。

＊ 动脉途径：通过动脉导管将药物直接注入肿瘤的供血动脉。

＊ 口服途径：药物制成片剂、胶囊或液体剂型，经口服使用。

＊ 局部外用：药物制成软膏、油膏或霜剂，在皮肤或表浅的病灶上直接给药。

＊ 体腔内给药：经穿刺在胸膜腔、腹腔等体腔内给药。

肿瘤患者应在哪里接受治疗

* 抗肿瘤药物治疗可住院进行，也可在门诊进行，某些口服药物可在医生指导下居家进行。

* 根据患者的病情以及所用抗肿瘤药物的不同，由医生决定是否需要住院治疗。

* 可与医生详细讨论给药的最佳途径和治疗方案。

 接受抗肿瘤治疗需要多久

* 每个治疗方案所需要的药物类型和给药时间各不相同，医生会为患者讲解所需抗肿瘤药物治疗的时间长短。

* 如患者预约在门诊接受治疗，应严格按照预定的时间到达。因为某些治疗药物，在给药前可能需要额外输注一些液体或者给予一些预防性处理药物。开始治疗前，可向负责治疗的护士询问本次治疗预计所需的时间。

* 抗肿瘤药物多为周期性给药，每个周期以"C"来标记，这是英文cycle（周期）的第一个字母；给药的天数则以"D"来记录，这是英文day（天）的第一个字母。如第3个周期的第8天，则标记为"C3 D8"。根据方案之不同，患者将接受一天或者多天的治疗，随后将暂停治疗进入休息期，直至下一个治疗周期的到来。患者接受治疗第一天和最后一天所间隔的时间被称为一个治疗周期。

 有关"生命不息、化疗不止"的探讨

过去人们总认为只要肿瘤还在体内，那么化疗就不应该停止，因此才有了"生命不息、化疗不止"这一说法。但是实际治疗过程中，发现一味地接受大剂量不停歇的化疗，患者不但没能活得更长，反而化疗相关的毒性反应却很大，且往往难以耐受。

随着对肿瘤的研究不断深入以及肿瘤治疗观念的更新，"维持治疗"的概念逐渐被接受。对手术难以做到彻底切除的晚期肿瘤患者而言，如何在保证生活质量的前提下延长生存期，同时抑制肿瘤生长；以最小的代价换取最大限度的生存获益，是我们必须思考的问题。通过长期、低毒、有效的药物治疗，使肿瘤转化为与糖尿病、高血压等类似的慢性疾病，实现"带瘤生存、和谐共处"，而并非"鱼死网破、两败俱伤"，这有着非常重大的临床研究价值和社会意义。

节拍化疗（metronomic chemotherapy）是一种小剂量、高频次的抗肿瘤药物持续给药模式，没有长时间的停药间歇。适合节拍化疗的多为口服药物，推荐剂量仅为最大耐受剂量的$1/10 \sim 1/3$，因此治疗相关毒副作用的发生率和严重程度也大大减低。节拍化疗的抗肿瘤机制并非直接针对肿瘤细胞（因而不会产生小剂量药物诱导肿瘤细胞耐药的问题），而是通过抑制血管内皮细胞增殖和迁移、抑制肿瘤血管生成等机制而发挥作用，也被称为"抗血管生成化疗（anti-angiogenic chemotherapy）"。节拍化疗作为晚期肿瘤的维持治疗策略，逐渐应用于临床，成为抗肿瘤治疗的新热点。

笔者长期从事维持治疗的相关研究，目前正在开展"卡培他滨'节拍化疗'对比常规方案化疗用于晚期结直肠癌维持治疗的前瞻性、开放、随机、对照临床研究"，旨在把我们的晚期肿瘤治疗理念从"杀瘤"转变为"抑瘤"，为更多的晚期结直肠癌患者带来生存获益，并维持较好的生活质量。

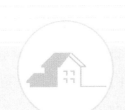

抗肿瘤治疗药物所致
不良反应的应对

抗肿瘤治疗药物除对肿瘤细胞有杀灭作用以外，还可能产生一些药物不良反应。同一种药物在不同的患者中可产生不同的反应，不同的药物在同一患者中的不良反应也各不相同。

从原理看，化疗等抗肿瘤治疗药物主要作用于体内处于快速生长和增殖期的细胞，其中大多数是肿瘤细胞，当然也包括更新较快的正常细胞，如消化系统（口腔、食管、胃、肠道）上皮细胞、骨髓（制造血细胞的场所）细胞、皮肤和毛发以及生殖细胞等。这也解释了为何化疗的主要不良反应包括恶心、呕吐、白细胞下降、脱发和影响生育

等。多数的化疗相关不良反应是暂时和可逆的，可通过相应的药物和预防措施得以有效控制。

在抗肿瘤治疗过程中，我们可能经受的不良反应在本书中有详细叙述。请阅读相应的部分，包括恶心、呕吐、腹泻、便秘、口腔疼痛和溃疡、厌食、血细胞减少、脱发、皮肤和指甲异常、疲乏、性生活和生殖相关问题、疼痛等。

在开始化疗前，我们需要了解这些抗肿瘤治疗药物可能带来的益处及可能产生的不良反应甚至危害，可以向医生详细询问以下问题，以帮助了解治疗目标、治疗

方案及可能的不良反应。

◇ 对我所罹患的肿瘤而言，这个阶段抗肿瘤治疗的目的是什么（控制肿瘤生长，减轻疼痛以提高生活质量；或是希望短期内缩小肿瘤，为手术等其他治疗方法创造条件）？

◇ 这个治疗方案对我所患之肿瘤的疗效有多少？

◇ 如何能知道这个治疗方案是有效果的呢？

◇ 这个治疗方案的近期和长期不良反应有哪些？

◇ 这个治疗方案将持续多久，治疗周期和给药间隔是多久？

◇ 将采取哪种途径给予治疗药物？

◇ 在接受治疗时，我可以做些什么准备工作，以减少不良反应发生危险或降低其严重程度？

◇ 在治疗过程中，出现哪些不良反应时，我应该及时就诊？

◇ 这个治疗方案对我的进食、活动起居和工作有多大的影响？

上述问题只是为患者及家人提供在抗肿瘤治疗开始阶段的理解，为能更好理解医生的回答，建议患者带好纸笔，做好笔记。如果可能，患者在就诊时最好有亲友陪伴，以帮助理解和记录医生提供的重要讯息。

抗肿瘤治疗过程中如何预防感染

在接受抗肿瘤治疗的过程中，做好自我防护、避免接触感染源、预防感染播散，极为重要。良好的洗手习惯和正确的洗手方法是预防感染的最有效措施。

 什么是正确的洗手方法

用肥皂搓手至少15秒，而后用流动水冲净。洗手时间对洗手的效果十分重要，洗手时间越长，越多的脏物和病原体可能被洗脱。

在以下情况时，需要洗手：

* 手脏时。
* 与另一位患者、家人或医务人员发生接触前及接触后。
* 吃饭、饮水或做饭前后。
* 接触脏东西后。
* 触碰鼻子、打喷嚏或是大小便前后。

建议您了解下"六步洗手法"的正确步骤（见下页配图）。

 其他防止感染的保护措施

遵循下面的防护措施，有助于预防感染：

* 在医护人员施行诊疗前，患者可有礼貌地询问他们是否洗过手。

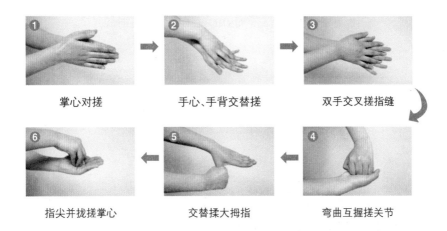

① 掌心对搓	② 手心、手背交替搓	③ 双手交叉搓指缝
⑥ 指尖并拢搓掌心	⑤ 交替揉大拇指	④ 弯曲互握搓关节

* 不要与其他人共用餐具、毛巾、护手霜、牙刷等个人用品。

* 不要用脏手触碰鼻子、眼睛或嘴巴，不要咬指甲。

* 避免与已知患有感染性疾病的患者接触。

* 避免与患有急性呼吸系统疾病的患者接触（出现打喷嚏、咳嗽、咽痛等症状者），如果必须接触，双方均应佩戴防护口罩。

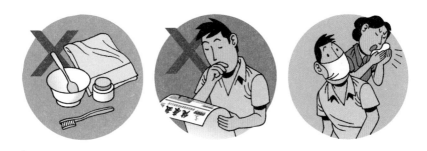

 哪些人最容易发生感染

以下人群较容易发生感染：

* 正在接受抗肿瘤治疗的肿瘤患者。

* 白细胞减少的患者（外周血的白细胞计数值很低）。

* 接受骨髓移植的患者。

* 白血病、淋巴瘤和骨髓瘤患者。

 ## 白细胞减少者需注意哪些情况

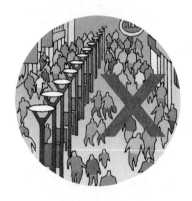

发生白细胞减少的肿瘤患者应注意：

* 避免去公共场所或人群聚集场所（剧院、餐厅、室内体育场、超市、商场等）。

* 尽量避免与动物接触（不要去动物园、宠物商店、宠物集市等）。

* 应避免直接接触宠物，并及时做好宠物清洁工作（清洁鸟笼、清理宠物排泄物等）。

小贴士

针对不同情况下的感染预防措施

预防措施	血液系统恶性肿瘤患者 （包括接受骨髓移植者、白血病、淋巴瘤患者）			其他肿瘤患者 （非血液系统恶性肿瘤患者）	
	白细胞数量减少者	白细胞数量正常者	接受骨髓移植者	白细胞数量减少者	其他患者
佩戴消毒口罩（可以是一次性消毒口罩，且随时备有可更换的新口罩）	减少离开病房 减少户外活动 避免靠近施工场所	避免靠近施工场所* 避免乘坐公共交通 避免人群聚集处	对所有访客均要求佩戴访客口罩**	避免靠近施工场所 避免乘坐公共交通 避免人群聚集处	对所有访客均要求佩戴访客口罩**

* 施工场所：指街道或建筑物进行维修、拆除或装修，这种环境可在空气中产生大量粉尘。

** 访客口罩：在多数情况下，在病房探视肿瘤患者时应佩戴口罩，且口罩受潮后应及时更换或丢弃。

专家解说

对于白细胞下降的癌症患者来说，这三件事很重要！

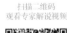
扫描二维码
观看专家解说视频

不要忽视抗肿瘤治疗期间的疲劳感

疲劳感是在抗肿瘤治疗期间和肿瘤病程中最常见，但同时也是最容易被忽略的一个症状。疲劳感是指精神和身体上产生的疲惫感觉，总有觉得很累、精疲力竭的感觉，这种感觉即使在休息后，情况也很难得到好转。但是请记住，健康人群甚至是医生和护士，有时也会产生类似的疲劳感。

导致疲劳的原因有很多，肿瘤本身可以造成疲劳，某些抗肿瘤治疗也可造成疲劳。如疲劳感明确是由抗肿瘤治疗引起的，可通过调整治疗方案来帮助缓解疲劳。如果是与肿瘤直接相关的，则可在专业人员的指导下，采取补充营养等方法来应对疲劳。

疲劳是由什么原因造成的

很多因素可以造成疲劳感：

* 未获得足够休息，过量、过快地进行运动。

* 生活节奏不平衡：

· 缺乏健康食物和饮水量不够。

· 缺乏运动，久坐或者卧床过久也可产生疲劳感。

· 缺乏家人和朋友的支持。

· 缺乏良好和足够的睡眠。

* 肿瘤本身或者因接受抗肿瘤治疗导致的疲劳感。

* 贫血等症状未获有效控制。

* 某些药物的不良反应。

* 应激因素,如家庭矛盾、离婚或工作压力过大等。

* 超过一周以上的抑郁感觉。

 哪些情况属于疲劳的警告 ------

* 全身乏力。

* 注意力难以集中。

* 睡醒后仍有疲劳感。

* 自觉没有力气或精力下降。

* 自觉焦虑、精神紧张,或对事、对人不耐烦。

 如何有效预防疲劳 ------

以下举措可帮助患者有效预防疲劳感:

* 在疲劳感严重时,尽量安排好活动。将待办的事情,按轻重缓急排序,以保证将精力用于做最重要的事情。有余力时再安排其他力所能及的活动。

* 将最常用的物品放在触手可及的地方,以节约有限的体能。

* 寻求营养师的帮助,选择最佳的膳食方案。

* 脱水会使疲劳加重,应该多饮水。在胃肠道通畅的情况下,确保每天至少摄入8杯液体。如体重偏轻,可摄入高热量液体,如果汁或牛奶。尽量避免摄入含酒精或咖啡因的饮料。

* 试着在每餐和零食中保证一定的蛋白质、脂肪和纤维素的摄

入量,以帮助保持血糖水平的稳定,这可帮助患者从饮食中获得更持久的能量。例如:原来的小点心是一个水果,可以尝试改为吃一小半水果,再加上一小把核桃、杏仁、花生或其他坚果。

* 一定要满足每日最低卡路里摄入需求。

* 多呼吸新鲜空气。

* 采取多样的运动方式,如散步、放松、参观美术馆、冥想、同喜欢的人谈话等以减轻压力。越来越多的研究发现,适度运动有助于减少癌症相关的疲劳。有一位资深抗癌专家曾建议,每天去菜市场买菜,有助于维持一定的运动量,同时保持心情愉悦。

* 确保足够的休息时间。白天可小睡三到四次,睡好就起来,而不是长时间卧床。尽量平衡好休息和活动的时间与强度,合理安排运动以得到充分的休息和睡眠。可将休息时间安排得丰富些,在一张舒适的椅子上看一本好书,或和朋友一起看一部最喜欢的电影。

* 尝试更简单或更短时间的日常活动。不要强迫自己做超出自己能力所及的事。

* 在没有与医护团队讨论前,不要盲目服用大量的维生素或矿物质。某些膳食补充剂会干扰抗肿瘤治疗。而超大剂量地摄入这类补充剂,甚至可能导致有害的后果。

* 压力会加重疲劳,应想办法释放心理压力。必要时可向专业人员寻求帮助。

* 与医护团队充分沟通,详细描述症状,以分析原因。如是医学上的原因,就可能有对应的治疗方法。专业人员还可为患者个性化设计有助于缓解疲劳的自我护理措施。

如何有效应对疲劳

1. 合理安排及组织工作

* 尽量选择不太费神的工作,每天安排好工作强度与节奏,每周也提前安排好工作,以达到合理分工、合理布局的目的。尽量安排其他人协助完成工作。对家务杂事,应尽量减少不必要的工作步骤。尽量提早安排工作,尽量减少匆忙地工作或在项目截止期前赶工。

2. 当感觉太累而吃不下东西时

当对做饭和进食感到疲劳时,可尝试以下方法:

* 让其他人帮助准备食物或购买食物。

* 在感觉轻松的时候,预先准备一些食物,并用小罐分装,冷藏保存。当感觉疲劳时,可将其直接拿出加热后食用。

* 少食多餐,避免一次摄入过多食物。

* 吃一些小零食。

* 如确实感到筋疲力尽,可在自己触手可及的地方,预先放置一些喜欢的食物、零食和饮料。

* 用微波炉或料理机制作快餐和轻食。

3. 保持能量的基本活动

> 穿衣

* 穿着宽松的衣服,以便穿脱。

* 在穿鞋袜时,将脚放在膝盖上,以减少弯腰。

* 尽量穿无鞋带的鞋子,或者使用粘贴带的鞋子。

* 使用长柄鞋拔。

* 尽量穿着有前衣襟的衣服，少穿着纽扣位于背部或下摆的衣服。

* 在房间里多放几把椅子，以便能随时坐下休息。

洗澡

* 用淋浴喷头洗头，不要用脸盆洗头。

* 用毛巾浴衣替代毛巾，以吸干体表水珠。

* 将洗浴用品分类放置在触手可及的地方。

* 在浴缸或淋浴房内放置一张凳子。也可购买专用的防滑洗澡凳，除可以坐下洗澡外，把手还可搁置手肘。

* 借助长海绵或刷子擦澡，以够及背部或脚部。

* 使用长刷子或长梳子，减少将手臂高高举起的频率和摆动幅度。

* 使用液体皂或者浴帽式的干性洗发香波。

4. 保持能量的高级活动

家务劳动

* 将一周或一个月的工作分摊进行。

* 雇用家政服务员。

* 使用长柄尘掸、拖把和簸箕。

* 使用全自动洗衣机和烘干机。

* 使用轻便型熨斗。

购物

* 事先列好购物清单，以免在商场内无目标闲逛，消耗体力。

* 尽量提前熟悉商场布局，根据布局合理安排购物顺序。

* 向商场工作人员寻求帮助。

* 如果需要,采用电话或者网上购物等上门送货服务。

* 在非高峰时间购物。

准备食物

* 在开始烹调前,准备好所有需要的原料和配料。

* 可购买一些半成品。

* 采用厨房辅助工具。

* 使用小而轻便、省力、称手的厨房用具。

* 碗碟浸泡后再洗,以减少刷洗工作量,或使用洗碗机。

* 让碗碟自然晾干,减少擦干工序。

看护孩子

* 预先在孩子活动的地方放置可坐或躺的装置。

* 尽量使用幼儿园或托儿所的看护服务。

* 适当安排一些家务给孩子做。

工作

* 在一天感觉状态最好的时候工作。

* 在家中布置一个工作台,并且放在触手可及的地方。

* 集中精力工作期间,建议定时休息。

* 每天仅安排部分时间工作,避免长时间紧张工作。

闲暇时

* 安排给自己坐下或躺下休息的时间。

* 在感觉精力最旺盛的时段,适当安排一些社交活动,有利于保持舒畅的心情,并重新感受和享受自己的家庭角色与社会角色。

 ## 什么时候需要向医生说明疲劳情况

首先,请尝试上述提及的预防和控制疲劳的方法,在出现以下情况时,应及时和医生沟通:

* 疲劳状况并未得到缓解,且有加重趋势(严重疲劳的症状包括整天昏睡、生活难以自理等)。

* 疲劳不能通过休息或者睡眠得到缓解。

* 疲劳状况严重,已影响到了最基本的日常家庭和社交生活。

根据造成疲劳感的不同原因,医生可酌情给予患者一些对症的治疗药物,以减轻或缓解疲劳症状。

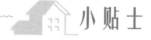 小贴士

养成良好的睡眠卫生习惯

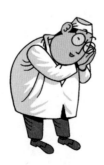

白天

· 常规运动,即使是20分钟的缓慢步行也有助于患者放松,不要在夜间尤其是临睡前进行剧烈运动。

· 白天可以小睡片刻,但不宜超过30分钟。

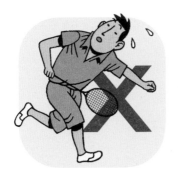 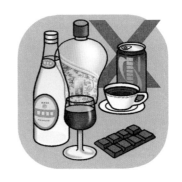

睡觉前

· 在傍晚和夜间，尽量避免摄入含酒精、咖啡因或尼古丁成分的食物，睡前也不要大量饮水。

· 在睡前1小时关闭电视机，可以听一些舒缓的音乐或洗个热水澡。

· 如因担心而无法让心情平静下来，可稍微想想明天需要做的事情，帮助加深记忆的同时，也可帮助放松心情。

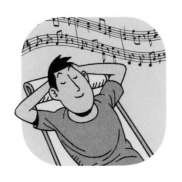 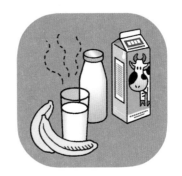

上床后

· 每天按时上床睡觉和起床，即使是周末也不例外。

· 睡前可适当喝些热牛奶或吃香蕉，可帮助睡眠。

· 卧室是只用于睡觉的私密空间，不要在床上阅读、看电视或工作。

· 早上醒来时注意一下当时的睡姿，这可能是放松状态下的最舒适体位，在入睡时也尽量采用这种睡姿。

· 伴侣也最好在相同的时间上床休息。

如果入睡困难或夜晚醒来

如果上床后15分钟仍然无法入睡，可尝试起床听一些舒缓的音乐，但避免受到过强的精神刺激，或避免注意力过度集中，如看电视及书报杂志等。一旦有睡意，可以再回到床上。如仍然无法入睡，可再次起床重复上述步骤。

科学应对抗肿瘤药物相关的神经毒性

除造成白细胞下降等血液学毒性外,有些化疗药物可能造成其他系统的损伤。如奥沙利铂是一种治疗消化系统恶性肿瘤的常用化疗药物,外周神经毒性是该药常见的不良反应,表现为四肢远端部位的麻木、胀痛,精细的感知功能和运动功能的下降;随着给药剂量的累积,尤其在寒冷刺激后,这种情况可能更为明显。

评价外周神经毒性严重程度的方法很简单:可否随意自如地翻动书本;可否顺利地从平整的桌面上捻起一根回形针。上述动作有助于评估外周神经的感知和精细运动的功能。

 建议

* 药物输注尽量采用中心静脉置管的输注途径,如经外周穿刺置入中心静脉导管(PICC)或植入式静脉输液港(PORT)输液,避免药物对表浅静脉的直接刺激。放置中心静脉输液装置的另一个好处是有利于药物直接进入大循环,在大血管血流的带动下,更有利于药物的体内分布。而经外周小静脉"涓涓细流"式地输液不仅耗时,同时化疗药物还会刺激外周静脉血管壁,造成疼痛及静脉炎。

* 治疗期间避免寒冷刺激,尤其是不能开冰箱、接触寒冷的物体等,以免诱发神经毒性。还需要提醒的是,治疗期间不能吃冷饮,少数患者可能因进食冷饮诱发气管痉挛。冬季外出时应戴好口罩,以免吸入寒冷空气而诱发神经毒性。

* 及时与医生沟通所感受到的外周神经毒性的严重程度。如手足持续出现手套样或袜子样的麻木感和感觉功能障碍，或是出现翻书页、捻针等精细活动障碍时，需及时与医生沟通。

 手足综合征 ————

手足综合征是一种较为常见的化疗相关不良反应，多见于经静脉或口服的氟尿嘧啶类药物（卡培他滨或替吉奥）。在用药几个疗程后，有些患者会出现手足皮肤色素沉着、红斑、蜕皮、疼痛，甚至指（趾）甲下积脓或脱落等情况，严重影响患者的日常生活。

手足综合征也有严重程度的分级，一般分为三级：

* 一级，主要表现为手掌和（或）足跟麻木、瘙痒、无痛性红斑和肿胀，伴有感觉异常，但并不影响正常活动。

* 二级，主要表现为手掌和（或）足跟疼痛性红斑和肿胀，伴有感觉异常并影响日常生活。

* 三级，主要表现为湿性脱屑、溃疡、水疱和重度疼痛，伴有严重感觉异常，不能工作及日常生活。

对这种较为常见的药物相关不良反应，还是以防为主。我们有时过于关注白细胞、肝肾功能等血液学指标，对这类非血液学毒性一般都是能熬就熬，能忍就忍。但若不及时处理，待症状加重，后果可能更为严重，尤其是老年患者。

一旦出现此类情况，建议及时向主治医师咨询。在预防方面，建议保持手足皮肤湿润。在脚部护理方面，早晚用温水清洗后，局部外涂尿素霜或绵羊油软膏，并穿上舒适宽松的棉袜，以防药膏蹭到床被或袜子过小而束脚；袜子不要过厚，以不感觉闷热出汗为宜。

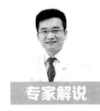

服用这类药物的癌症患者过冬要注意了，这件事可不能做！

扫描二维码
观看专家解说视频

抗肿瘤治疗期间的口腔护理

抗肿瘤药物可诱发口腔的不良反应，包括口咽部疼痛和（或）溃疡，牙齿和牙龈问题，以及唾液腺问题等。这些不良反应可造成口腔疼痛，并且影响进食、交谈和吞咽。

此外，抗肿瘤治疗可能增加感染危险。口腔部位定植有大量细菌，口腔溃疡极易造成口腔感染，并由此造成许多更严重的问题。

抗肿瘤药物可导致哪些口腔问题

* 口咽部疼痛或溃疡。
* 牙齿和牙龈疼痛。
* 口腔感染。
* 口腔黏膜脱落或舌肿胀。
* 唾液分泌改变或口腔干燥。
* 味觉变化。

如何预防抗肿瘤治疗过程中的口腔疼痛或溃疡

* 如曾经有过口腔或牙齿疾病（如刷牙时齿龈出血、断牙、残根牙或补牙、牙齿对温度敏感、齿龈肿胀、齿根脓肿、牙齿松动等），应在化疗开始前及时告知医生和护士，必要时可到口腔科专科就诊。

* 如有可能，在开始治疗前2周去专业牙医处就诊。明确告知牙医目前的疾病、准备接受的抗肿瘤药物及用药方案等，以便他能就现在的治疗方案，提供相应的牙科保健措施和护理知识。可以告知牙医您的肿瘤医生的联系方式，以便他们能在必要时进行交流，以提供更为安全的治疗方案。建议在肿瘤医院的口腔科专科就诊。

* 使用软毛牙刷，选用一般的含氟牙膏即可，不要选用强力去牙垢配方或含有较多摩擦剂的牙膏。在每餐之后和睡觉前都要刷牙，刷牙力度要轻柔。

* 刷牙后，用清水或少量含碳酸氢钠配方的漱口水漱口。尽量避免使用市售强烈配方的漱口水，因为此类产品含有酒精成分，可能加剧口腔黏膜的损伤。患者也可以在家中自配漱口水，或使用市售的肿瘤患者专用漱口水。

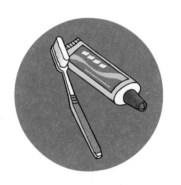 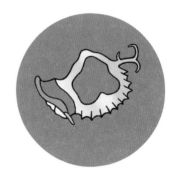

* 如偶尔在进食后无法及时刷牙，可用清水漱口。如有长期使用牙线的习惯，可以用上蜡的牙线剔牙。如不习惯使用牙线，在决定使用牙线前应向专科医生咨询。使用牙线前，应确定凝血功能是正常的，如果血小板数量偏低而又有使用牙线的习惯，更应该谨慎小心，尽量不让牙线触及牙龈。

* 如佩戴假牙，在抗肿瘤治疗过程中，取戴假牙应十分小心。睡

前应将假牙浸泡于假牙护理液中。如假牙并不十分匹配，应尽量避免反复脱卸、佩戴。因抗肿瘤治疗可能损伤牙组织，严重时可造成治疗中断或延迟。在接受抗肿瘤治疗的当日，应避免佩戴假牙，假牙的佩戴可能会加剧恶心感，并可能诱发呕吐。

 ## 对血小板数量偏低患者的特别提醒

血小板数量偏低指外周血血小板计数小于 $50 \times 10^9/$升，患者需关注以下细节：

* 进食后或睡觉前，用非常软的刷毛牙刷轻柔刷牙，动作一定要缓慢而轻柔，只要沿着牙缝将残留食物和牙垢刷去即可。

* 刷牙后，用含少量含碳酸氢钠的漱口水漱口，或使用市售的肿瘤患者专用漱口水。

* 如发现口腔黏膜或舌面出现出血、溃疡、黏膜脱落、白色块状物附着等情况，应及时就诊。

* 食用软食，不吃刺激性食物，不要吃薯片、爆米花、坚果等坚脆和过硬的食物。

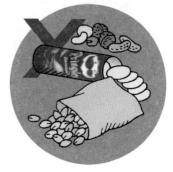

* 如有其他问题，应及时向医生或护士咨询。

 ## 如何保持口腔和嘴唇湿润

* 经常用清水或含碳酸氢钠的漱口水漱口。

* 多饮水，每天应保证摄入 2～3 升不含酒精或咖啡因的液体，如清水、果汁、汤类等。

＊ 用无香料的润唇膏（不含凡士林成分）润滑嘴唇，尤其是口角处。

＊ 如果口腔及嘴唇还是感觉很干，应及时向医生咨询。

 ## 进食后的口腔护理

＊ 为预防口腔溃疡，应只食用让口腔感觉好的食物，如粥类、肉汤、芝麻糊等。

＊ 不要进食过烫的食物。不要在短时间内先后吃过冷或过热的食物，以避免口腔温差过大。

＊ 应小口进食，慢慢咀嚼，必要时用一些汤类送食。

＊ 每天摄入至少2～3升不含酒精和咖啡因的液体。

 ## 口腔非常疼痛怎么办

如在刷牙时感觉非常疼痛，以下是一些预防措施：

＊ 每餐后彻底漱口，或每隔2～3小时漱口一次。必要时应向医生询问适合的漱口液配方，患者可以自行配制适合的漱口水；或使用市售的肿瘤患者专用漱口水。

＊ 不要进食酸性或辛辣食物、过浓的橙汁和辣椒等，这些食物可能加剧症状。不要进食坚硬的食物，如薯片或烤面包、花生米等。

＊ 如还有进食方面的问题，可询问医生、护士和营养师索要科普宣传资料。

＊ 如口腔疼痛为持续性，应及时告知医生或护士。

发生口腔溃疡怎么办

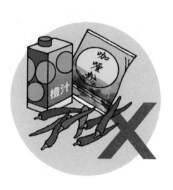

* 尽量吃一些常温或较冷的食物。

* 选择软性、液体状、糊状或较湿润的食物。

* 不要进食刺激性、酸性、辛辣或加了大量调味品的食物。

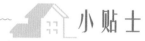 **小 贴 士**

如何处理口腔和咽喉疼痛

选择合适的食物，保证营养摄入

· 在接受抗肿瘤治疗时，应保证充分的营养摄入。良好的饮食有助于恢复体力，减少疲劳感，并且在治疗中发挥重要作用。

· 有时，治疗引起的不良反应可影响我们保持原来的营养状态和体重，可以适当调整饮食习惯和食物配方，以帮助患者渡过难关。当口腔或咽喉疼痛影响进食时，可参考"口腔或咽喉疼痛推荐饮食"来选择合适的饮食。

口腔或咽喉疼痛推荐饮食

避 免	选 择
酸性水果、蔬菜或酸度很高的果汁	水果
* 橘子	* 桃子
* 酸橙	* 杏子
* 柠檬	* 番石榴
* 葡萄	* 水果汁
* 西红柿	* 高维生素C含量的饮料
* 菠萝	

（续表）

避 免	选 择
过咸的食物和饮料 ＊ 薯片、脆饼干等 ＊ 罐头包装的肉汤类食物	清淡的食物和汤类
辛辣食物或者含较多调料的食物 ＊ 胡椒 ＊ 辣椒 ＊ 调味品（五香粉） ＊ 咖喱	尽量用清淡配料和调味品
坚硬和过干的食物 ＊ 煎炸类 ＊ 生蔬菜 ＊ 烤干面包 ＊ 坚果	软食、液体、打浆、湿润食物
过烫或过冷的食物	常温或稍冷的食物
酒精饮料、吸烟、碳酸饮料	纯净水、矿泉水、不含碳酸气的运动型饮料或其他口服营养液

其他小窍门

· 发生口腔溃疡后，建议使用吸管吸食液体食物，避免食物直接接触口腔内的疼痛或溃疡部位。

· 将食物打成匀浆后食用，以免咀嚼刺激，诱发疼痛。

· 在向专业营养师咨询后，可使用合适的营养配方。

· 食用蒸蛋、粉碎后的食物等，饼干等干食应泡软后再食用。

· 坚持食用高热量、高蛋白质的食物，以助口腔溃疡愈合，并改善营养状态。

· 在医生指导下，合理使用口腔护理产品，这些产品有助于缓解口腔疼痛，同时帮助口腔溃疡愈合。

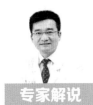

化疗期间口腔和牙齿的护理

专家解说

扫描二维码
观看专家解说视频

控制抗肿瘤治疗引起的恶心和呕吐

许多抗肿瘤药物可能在用药24小时内诱发恶心和呕吐，而有些抗肿瘤药物导致恶心和呕吐的不良反应可能持续几天甚至更长时间。医生可通过用药或其他健康指导，帮助患者延缓这类不良反应的发生及减轻其严重程度。

 ## 为什么化疗药物可能引起恶心和呕吐

恶心和呕吐是人体正常的防御过程，大脑有专门控制这些反应的部位，称为化学受体感受区。化疗过程中，化疗药物可释放某些化学物质，刺激化学受体感受区而引起恶心和呕吐。

肿瘤患者发生恶心和呕吐的原因可能有：

* 化疗药物的作用。
* 腹部因直接接受放射治疗而产生的不良反应。
* 难以缓解的慢性疼痛。
* 消化道梗阻。
* 其他非化疗药物的作用，如麻醉药物。
* 疲劳感。
* 体液和电解质紊乱。
* 味觉或嗅觉紊乱。

并非所有的化疗药物都会导致恶心和呕吐。对不同的肿瘤，目前临床应用的化疗药物有许多，方案也各不相同，是否会发生与化疗药物相关的恶心和呕吐，取决于以下情况：

* 所使用化疗药物的种类。

* 所使用化疗药物的剂量。

* 所使用化疗药物的给药途径（口服、静脉注射、腹腔内注射等）。

* 给药过程持续的时间（短时间内注射或持续数日不间断输注等）。

患者自身状况也可影响恶心和呕吐的发生，包括性别、年龄、酒精摄入史、焦虑、体力状况、晕动病、基础疾病以及既往化疗的呕吐经历等，也包括女性患者以前怀孕时是否发生过孕吐等。应及时告知医生自身情况，以便医生采取积极的止吐措施，尽可能减少恶心和呕吐的发生，或降低其严重程度。

 恶心与呕吐

* 恶心是胃部的不适感，且可导致呕吐。后者是指将胃内食物或液体通过口腔呕出体外。

* 通过口腔将胃内的食物和液体排出体外，这与咳嗽将肺内或气管内容物排出体外是两个不同的概念。"作呕"是指伴随呕吐发生的，有规律性的胸部和胃部收缩现象。如食物并未排出，则称为"干呕"。

 哪种类型的恶心和呕吐是可预知的

可预知的恶心和呕吐是在特定情况下，可以预知的一种人体反应。如某种特定的治疗方法或药物会引起人体反射性的恶心和呕吐反应，在到达医院或闻到特殊味道时，也有可能诱发恶心和呕吐。

约1/3的肿瘤患者发生恶心和呕吐的情况属于可预知的恶心和呕吐，尤其多见于青年、精神紧张、以往接受治疗时发生过严重呕吐或知道治疗可能引起严重呕吐的患者。

 ## 什么药物可以控制恶心和呕吐

用药前应向医生了解所用药物有无造成恶心和呕吐的不良反应，如果所用药物具有较强的致吐性，则向医生询问是否可以应用止吐药物，这类药物多有助于控制恶心和呕吐。

有一些专门预防或控制化疗相关恶心和呕吐的止吐药物，预防化疗相关恶心和呕吐药物的理想给药时间是在化疗用药前，并且药效的持续时间尽可能覆盖该化疗药物可能导致的恶心和呕吐的时期。一般而言，医生会在化疗开始前半小时至一小时给患者止吐药物，可以通过口服、肌内注射或者静脉给药等途径。

如果多在化疗结束后发生恶心和呕吐，而不是在化疗药物给药过程中发生，医生会酌情调整给药时间。一旦在院外发生延迟性恶心和呕吐，出院时医生会酌情配备适当的口服止吐药物（如盐酸帕洛诺司琼胶囊等），如有恶心、呕吐的前驱症状发生时遵照医嘱服用。

目前止吐药物很多，不同人群反应也不一致。没有一种可以完全控制恶心和呕吐的药物，必要时医生会联合其他药物一起使用或者重复给药，以达到尽量控制症状的目的。如果患者有恶心和呕吐等不适症状，不要硬撑，应及时告知医生，以便医生采取必要措施，选用合适的止吐药物。

某些止吐药物可能有一些镇定作用，使用后患者会感觉昏昏欲睡。

 在化疗期间感到恶心时，应该吃些什么

* 饼干等较干食物。

* 少食多餐，可以每天进食6～8餐。

* 可以适当吃一些开胃的小菜，如牛肉干有助于开胃。

* 化疗药物可能造成嗅觉改变，可尝试没有强烈食物气味而营养丰富的冷食。

* 保证摄入足够水分，如运动饮料、果汁等。

* 不要强迫进食，在保证足够水分摄入的前提下，短时间内（不超过24小时）的禁食不会造成严重后果。如果持续数天感到恶心，应及时向医生求助。

 化疗期间应避免食用哪些食物

* 避免食用过于肥腻和煎炸的食品，因其不容易消化。同时，过于油腻的食物可造成饱腹感，并可诱发恶心。

* 避免食用辛辣、含过多调味料的食物，应选择较为清淡的食物。

* 避免进食有强烈气味的食物，因其可诱发恶心，常温或偏冷的食物散发的气味较少，较容易被接受。

* 当感到恶心时，应避免食用平常喜欢吃的食物，以免诱导条件反射而影响日后享用这些食物的感觉。

预防化疗相关恶心和呕吐，还能做些什么

* 在医生指导下，化疗前30分钟至1小时使用止吐药物。

* 饭后不要马上平卧，如饭后想休息，可小坐一会，或以头高位斜躺至少30分钟。

* 在较开阔的地方（如阳台、草坪、花园内）进食，避免在狭小的空间内（如病房）进食，以减少食物气味的强烈刺激。

* 吃饭前，去掉假牙或牙箍。

* 避免不愉快的气味刺激。

* 如果自觉口气明显，可以在舌下含一片薄荷糖或柠檬含片。

* 注意保持日常口腔卫生，不要随便使用含酒精成分的漱口水，这类产品中的酒精成分可能导致口干及加剧口腔黏膜损伤。

* 如果咳嗽频繁或因咳出较多的黏稠痰液而感到恶心，可以与医生联系，使用镇咳及化痰药物。

* 经常开窗，保持屋内空气新鲜。外出散步衣物穿着要宽松，步伐移动要缓慢，以免体位突然改变引起平衡感觉异常而诱发恶心。

* 充分休息，如果感到恶心时，争取打个瞌睡。

* 将注意力集中在音乐、美术、阅读等方面，不推荐长期面对电脑或电视机屏幕。

* 试着学习一些放松技巧，用来缓解和控制恶心，可借助于相关的录音、录像磁带和图书。此外，也可以尝试瑜伽、冥想等其他放松和舒缓紧张情绪的方法。

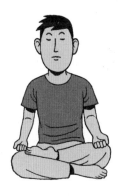

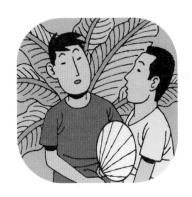

* 参加肿瘤患者俱乐部或类似的病患交流组织的活动,向其他患友请教相关经验。

小贴士

控制恶心和呕吐的饮食小窍门

· 按照医嘱服用止吐药,目前已有较为强效的针对呕吐中枢的口服止吐药物,可向医生咨询相关信息。

· 化疗时避免空腹,也避免过饱。

· 少食多餐,每天6～8餐,不要一餐吃过多食物。

· 每天保证饮用2～3升不含酒精和咖啡因的液体,包括水、果汁、运动饮料、清汤、口服补液盐等。也可以用水加点糖及盐代替,可以每半小时补充一次,但一次不要超过50毫升。

· 两餐间应适当饮水,以减少恶心感觉。

· 如果不适应食物的强烈气味,可尝试冷或清淡的食物。

· 试着吃一些带有酸味的食物,如温的柠檬水等。

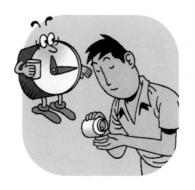
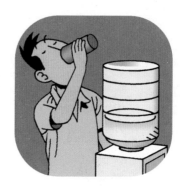

· 仔细咀嚼食物,并且缓慢吞咽。

· 饭前、饭后用水润滑口腔。

· 观察小便次数及颜色,防止脱水。

· 恶心和呕吐多伴随胃肠功能下降,每天补充适量的膳食纤维和维生素含量丰富的新鲜蔬菜和水果,如全麦面包、豆类及蔬菜等。

· 睡觉或休息后,在起床活动前,吃一些干的食物。

· 药物很容易造成味觉功能异常,即使是平时喜欢吃的食物也会感觉不一样,如果某种食物不合胃口,试着尝试其他食物。

这类人群更易出现恶心和呕吐

扫描二维码
观看专家解说视频

专家解说

与肿瘤相关的腹泻应对方法

排便次数明显超过平时频率,粪质稀薄,称为"腹泻"。很多原因可造成腹泻,如肿瘤本身、抗肿瘤治疗和某些药物等,可导致肠道更频繁地蠕动。应该明确引起腹泻的病因,而不是治疗腹泻本身。如腹泻不及时控制,可能导致体液流失(脱水)、电解质紊乱、体重下降、食欲不振和虚弱等,严重时可能致命。以下简要介绍在肿瘤患者中引起腹泻的常见原因,并介绍常用治疗方法。

 乳糖不耐受

大多数中国人由于体内缺乏某些消化乳类制品的乳糖酶,可能对乳糖不耐受,故空腹喝新鲜牛奶或食用乳制品后,就可能产生腹泻症状,因此应避免空腹喝牛奶或吃乳制品。

 食物过敏

如对某些食物过敏,可导致腹泻。患者平时应留意避免食用导致过敏的食物,并关注潜在致敏食物。

 肠道菌群紊乱所致腹泻

抗生素(某些用于清除体内病原菌感染的药物)可杀死肠道内的正

常细菌,也可造成腹泻,治疗这类腹泻的方法是尽快恢复肠道正常菌群。

食用酸奶可改善肠道菌群紊乱,也有帮助肠道恢复正常菌群的药物,可以向医生咨询。

 ## 放射治疗引起的腹泻

当接受放射治疗,尤其是胃肠道的放射治疗时,肠道黏膜结构受到破坏,从而导致腹泻。在医生指导下,可适当服用减缓肠蠕动频率的止泻药物来治疗;也可尝试吃一些低纤维素食物,以缓解腹泻症状。

 ## 肿瘤切除术的后遗症

对某些消化道的癌肿,手术会切除较长的一段肠管,在这种情况下,食物通过消化道的时间缩短,也可导致腹泻。另外,胰腺肿瘤切除术可造成胰腺外分泌功能减弱,胰酶分泌不足,也可能导致对脂肪餐或高蛋白质餐不耐受而发生腹泻。在医生的指导下,必要时可尝试服用减缓肠蠕动频率的药物,从而控制腹泻。应注意这类药物只能在手术后的短期内或症状严重时服用,不宜长期使用。

 ## 化疗引起的腹泻

某些化疗药物也可诱发腹泻,医生在用药前会为患者介绍相关情况,并提前采取一定的防范措施。宣教比药物更有用。如伊立替康治疗消化道肿瘤很有效,但也可能造成延迟性腹泻,一般在用药5～7天后出现水样腹泻。此时,在没有发热的情况下,可在医生的指导下及时使用止泻药物。

需要提醒的是,在没有医生指导的情况下,不要擅自服用止泻药物。如腹泻呈持续性,或出现发热、腹痛、头晕、恶心、晕厥等情况,应及时与医生联系。

 其他药物引起的腹泻 ————

不要擅自服用缓泻剂、镁剂及其他含有镁离子成分的抗酸药物,因为这些药物可能导致严重腹泻。

 其他原因诱发的腹泻 ————

* 消化道感染。
* 消化道憩室病,或在此基础上发生的消化道感染。
* 肠易激综合征。

 如何缓解腹泻 ————

通过合理控制饮食,可以有效缓解腹泻,可参考下表"有助于缓解腹泻及腹泻时应避免的食物"。

有助于缓解腹泻及腹泻时应避免的食物

食物类型	有助于缓解腹泻的食物	腹泻时应尽量避免的食物
肉类/高蛋白质食物	蛋类 脱脂牛奶 酸奶	豆类 坚果类 花生酱 煎肉、煎鱼

（续表）

食物类型	有助于缓解腹泻的食物	腹泻时应尽量避免的食物
面包/谷类	面包 华夫饼干 燕麦 低纤维素谷物食品 白米饭	全麦面包 粗粮
水果/蔬菜	葡萄/葡萄汁 木瓜 西瓜 蘑菇 南瓜 马铃薯	胡萝卜 橘子 玉米 水果干 卷心菜 梅子 梨和草莓
饮料/甜点类	水果汁 运动饮料 去咖啡因的咖啡/茶 低脂饼干/蛋糕 糖,果酱	啤酒 冰激凌 油煎食物 辛辣食物 碳酸饮料

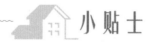 小贴士

避免腹泻的饮食小诀窍

· 避免进食高脂肪食物。

· 牛奶或者乳制品可能加剧腹泻症状,应限制或减少这类食物的摄入。每天饮用牛奶不要超过2杯,更不要空腹饮用牛奶,有腹泻症状时应尽量避免饮用牛奶。某些乳制品(如酸奶、脱脂牛奶等)耐受性稍好,可以尝试食用。

· 腹泻严重时可造成脱水,每天应至少摄入2～3升不含酒精及咖啡因成分的饮料或水,两餐间也鼓励多饮水。

· 钾离子和钠离子是腹泻时丢失最多的电解质,以下食物可帮助快速补充大量丢失的钾、钠等电解质。

高钠、高钾食物

高钠食品	高 钾 食 物	
	钾离子非常高的食物	钾离子高的食物
咸饼干	哈密瓜	葡萄/葡萄汁
不含碳酸气的运动饮料	马铃薯	芦笋尖
午餐肉	木瓜	小南瓜
酱汤	番茄/番茄汁	苹果汁
番茄汁	橙汁	杏仁蜜
牛肉汤		

* 避免食用产气食物。

* 限制食用无糖口香糖或者含有山梨糖成分的糖块。

* 少食多餐,每餐进食不要过饱,咀嚼食物时应尽量闭嘴,避免咽入过多气体。

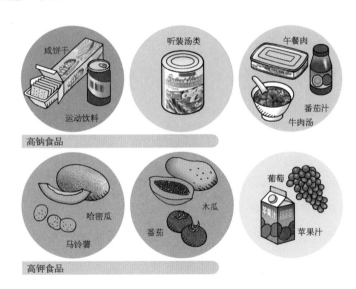

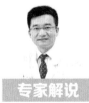

化疗后记得买苹果!

专家解说

扫描二维码
观看专家解说视频

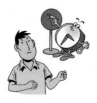

抗肿瘤治疗所致便秘的应对

便秘是指排便次数减少，难以解出干硬粪块等症状。一般而言，身体在正常状态下，每天排便一次。如果进食量是以往的一半，可以每2天排便一次；如果进食量是以往的1/3，可以每3天排便一次；但超过3天没有排便则为便秘，需积极干预。

肿瘤患者发生便秘的概率为50%～78%，原因可能包括肿瘤位置、肿瘤治疗措施、使用的药物尤其是镇痛药物的不良反应、食欲下降、摄食减少等。如果有便秘习惯，粪便干硬可能擦伤肛门或肠道而导致出血，需尽早干预。

 ## 养成良好的生活和排便习惯

在接受抗肿瘤治疗期间，养成定时排便习惯非常重要，有助于保持粪便松软和预防便秘。

＊ 每日饮用2～3升不含酒精和咖啡因的液体，水、各类果蔬汁、淡茶水、热柠檬水等都是很好的选择，热饮料有助于通过刺激肠蠕动来促进排便。

＊ 合理安排食谱。可尝试增加高纤维素食物的摄入，如韭菜、芹菜等，建议剁碎后再烹调（可做成饺子和馄饨等）。如胃肠道能适应的话，可在食物中加少量橄榄油等，以充分润滑大便，有利于排出。

＊ 按照医生的处方服用药物，尤其是镇痛药物，不要擅自使用药物。

* 应尽量找一处安静和私密的卫生间排便,在座便器上坐直排便有助于解便,尽量避免在床上解便。

 建立定时的排便规律

* 每个人的排便规律各不相同,患者应尽量保持与被诊断肿瘤前相同的排便规律。

* 如果每天晚上6时前仍未排便,可以使用医生处方的缓泻药物。如果无效,可以每12小时服用一次。

* 排便的时间是非常重要的,应尽量安排在每天固定的时间解便。即使那个时候没有便意,也可尝试在马桶上坐一会,慢慢培养定时排便的习惯和规律。一般而言,养成早上起床后排便的习惯是较为合适的。

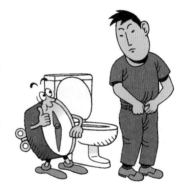

* 如果3天未排便,应向医生求助。

 帮助预防便秘的非处方药物

镇痛药物、某些止吐药物或化疗药物等,可能通过减慢肠蠕动和过多吸收水分,导致严重便秘,必要时,可通过服用其他药物来抵消这些导致便秘药物的效应。

* 患者在开始使用明确可导致便秘的药物之前,可在医生的指导下预防性地每天服用粪便软化药物和缓泻剂。

* 缓泻剂有助于肠蠕动,而粪便软化剂可帮助保持结肠内粪渣的

水分不被过多吸收,从而保持粪便松软。

 适量运动可以缓解便秘

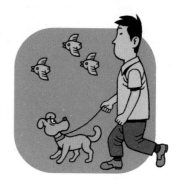

在身体情况耐受的情况下,可以每天进行慢走等适量运动,促进胃肠蠕动,从而缓解便秘。

 发生以下情况,应向医生寻求帮助

* 连续3天以上没有排便、排气。

* 有腹痛、腹部绞痛、恶心和呕吐等症状,但没有肛门排便、排气。

* 感觉需要服用缓泻剂或粪便软化剂时。

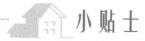 小贴士

缓解便秘的营养指导

每日进餐时间和进餐量

* 推荐少食多餐,但每天进餐时间应相对固定,有助于训练肠道功能。

* 每天设定几个多量进食的时间点。

* 进食前喝些果汁,进食后喝少量热饮料,也同样有助于肠道蠕动功能训练。

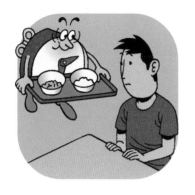
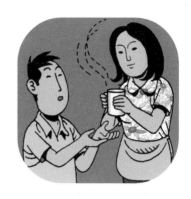

保证足量液体摄入

* 液体有助于帮助粪便顺利通过肠道，每天应至少摄入2～3升不含有酒精和咖啡因成分的液体，包括：

· 室温下呈液态的食物,果冻、冰激凌、汤、粥等。

· 果汁、运动饮料、牛奶、营养配方液。如果耐受,可以喝少量碳酸饮料。

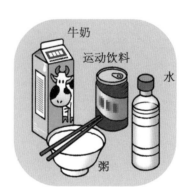

· 外出时可以携带瓶装水以便及时补充水分,在工作及看电视时也应该及时补充水分。

· 热饮料可刺激肠蠕动,从而有助于缓解便秘,可适量饮用。

膳食纤维的摄入

* 膳食纤维是不被肠道消化吸收的物质,但有助于促进肠蠕动,通过吸收水分、增大粪便容积等使得粪便松软而容易被排出。每天推荐的膳食纤维摄入量为20～35克。摄取膳食纤维的指导包括:

· 在医生指导下,适当摄入高纤维素食物,如全麦面包、谷物、水果和蔬菜。调整饮食结构的过程应循序渐进、由少到多,以避免骤然增加导致的腹胀和胀气。需要提醒的是,千万不要矫枉过正,尤其是对有胃肠道功能不全者而言，大量摄入纤维素类食物可能导致粪块聚集于胃肠狭窄段，而导致肠梗阻。

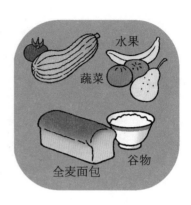

· 摄入干谷物，可以酌情增加一些豆类食物。每天至少摄入5种不同的水果或蔬菜，尤以带皮或者种子的果蔬为佳（如苹果、橘子、梨、南瓜、番茄、草莓等）。

· 下表"常见食物膳食纤维含量"列举了一些食物中的膳食纤维含量，在每种食物的生产标贴上都会标示该食物的纤维素含量。

常见食物的膳食纤维含量

食 物	膳食纤维（克/100克）	食 物	膳食纤维（克/100克）
白面	3.45	海带（干）	23.84
糯米	3.35	萝卜	1.38
小米	4.58	卷心菜	1.67
高粱面	7.27	芹菜	1.64
燕麦面	9.84	胡萝卜	1.67
燕麦片	10.40	蒜苗	2.20
玉米面	11.40	鸭梨	1.07
荞麦面	12.33	苹果	1.11
绿豆	23.52	魔芋	70.00

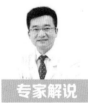

癌症患者用这3招可对抗便秘！

专家解说

扫描二维码
观看专家解说视频

肿瘤所致焦虑和恐惧的应对

焦虑（忧虑感或不安）和恐惧是肿瘤患者及其家属在面对肿瘤诊断和经历抗肿瘤治疗时会有的普遍感受。这种不安和恐惧是肿瘤带给人的常见反应，通常会在确诊的第一周或随后的两周里变得更加明显。

焦虑或恐惧的产生，可能是由于患者在继续履行其家庭职责和角色能力时的改变，对生命中重要事件的控制力降低、外表或体态的变化，抑或仅仅是肿瘤的确诊所造成。这种感受代表了患者对未来的不确定，以及对不幸、痛苦或某些未知事物的忧虑。害怕失去自主能力、担心与所爱的人之间关系发生改变、害怕自己成为其他人的负担和拖累，这些都有可能会击垮患者本人，使家庭关系和家庭生活变得复杂和不安。

同样，其他家庭成员也可能会产生上述焦虑和恐惧的情绪，这多半是由于他们对患者预后的不确定，或因深爱之人不幸罹患肿瘤而愤恨命运不公所造成。他们会因为埋怨自己未能做到"足够好"而产生自我负疚感和失意的情绪，或者在不得不面对严酷压力时感到无能为力。

许多家庭成员在护理肿瘤患者时，经常会因为平衡工作、照顾子女、自我护理及处理其他事情而备感压力，其中更多的是家庭责任等问题，所有这些都是基于对肿瘤患者的担忧和照护而产生。就此而言，"肿瘤居家疗法"不仅需要照护好患者的身体，而更应在精神支持和家庭生活中帮助患者及其家人。

 患者表现的症状 ——————

* 感到焦虑。

* 思考或解决问题的能力发生障碍。

* 神经质、易激动、易激怒或不安。

* 感到或看起来很紧张。

* 对"失去控制力"感到忧虑。

* 对将要发生不幸的事情而感到不安。

* 发抖或战栗。

* 头痛。

* 对其他人或事好奇或愤怒,过于关注别人的举动和看法。

* 疲劳或劳累。

* 入睡困难或睡眠不安稳。

* 否认显而易见的紧张或焦虑情绪。

 患者应采取的行动 ——————

* 找人倾诉不安情绪或恐惧心理——这对减少失落和挫折感会有很大帮助。

* 与家庭成员或护理人员一同讨论,决定哪些事情是可以做并对彼此有帮助的。

* 当感到焦虑或恐惧时,尽量避免埋怨自己和其他人。应选择直面自己的情绪、顾虑和执念,并主动与他人交流。

* 每天尝试多次深呼吸和松弛练习(闭眼、深呼吸、集中注意力于身体的某一部位并放松)。

* 减少咖啡因的摄入,因咖啡因可能会加重焦虑症状。

* 向医生询问可能需要使用的抗焦虑药物。

 照护人员应采取的行动

* 循序渐进地鼓励患者倾诉恐惧和忧虑情绪。

* 避免强迫患者在未准备好的情况下进行交谈。

* 仔细聆听,不轻易对患者的想法或对自己的观点进行评价或有意引导。

* 与患者共同决定,哪些事情是患者能够做并对彼此都有帮助的。

 如果患者出现下列情况,应向医生求助

* 呼吸困难。

* 大量出汗并伴有心跳加快、心律失常。

* 出现极度不安的情况。

* 注意:有些药物或保健品可能会引起或加重患者的焦虑症状。如果服药后出现焦虑加重的症状,请及时向医生汇报。

如何改善肿瘤患者的食欲不振

食欲不振或缺乏食欲的患者，食物摄入量明显低于其正常时的摄入水平，有些甚至完全禁食。

食欲不振的原因有多种，如吞咽困难、抑郁、疼痛、恶心或呕吐；还可能是由于味觉或嗅觉的改变、负面情绪泛滥、肿瘤生长、脱水，以及化疗或放疗等抗肿瘤治疗的不良反应所造成。食欲不振是肿瘤患者最常见的短期症状。

 ## 患者表现的症状

* 对食物缺乏兴趣。
* 拒绝以往喜欢的食物。
* 体重减轻。

 ## 患者应采取的行动

* 主动与医生交流，有助于分析和明确可能导致食欲不振的诱因。
* 尽可能多吃些，但不要强迫自己。
* 将食物看作是治疗中不可缺少的部分。
* 每天坚持从早餐开始进食。

＊ 对喜欢的食物,采取少食多餐的原则。

＊ 多摄入高热量、易食用的食物。

＊ 在肉里适当加入调味料和肉汁,将肉切成小块状以方便吞咽。

＊ 为喜欢的食物设计膳食食谱。

＊ 创造舒适愉快的用餐环境。柔和的音乐、温馨的交谈以及其他的娱乐方式,均有助于更舒适地用餐。

＊ 与家庭成员一同用餐。

＊ 在两餐之间饮水,而不是在用餐时饮水(用餐时饮水容易过早产生饱腹感)。

＊ 在进餐前一小时尝试进行轻度的运动。

照护人员应采取的行动

＊ 少食多餐,每天为患者提供6～8次膳食或点心。

＊ 提供含高蛋白质的食物(如鱼、肉、鸡蛋、牛奶、豆腐、干果、豆类等)及淀粉类食物(如饭团、寿司饭、面包、马铃薯等)。

＊ 在患者可触及的地方放置冷饮或冷果汁。

＊ 如果患者对食物气味异常敏感,则提供冷的或常温的刺激性小的食物。

＊ 创造舒适温馨的用餐环境。

如果患者出现下列情况,应向医生求助

＊ 感觉恶心,且持续1天或更长时间没有进食。

＊ 数天内体重明显减轻。

* 进食的时候，感觉吞咽疼痛。

* 持续1天没有排尿，3天或更长时间没有排便。

* 排尿次数少。排尿时，尿量少、气味重或颜色深。

* 频繁呕吐超过24小时。

* 无法饮水或食用流质食物。

* 出现无法控制的疼痛症状。

血便的成因及应对方法

血便是指粪便中出现血液,可能由于肠道内溃疡或肿瘤、痔疮(在肛门内或肛门周围出现扩张的血窦)、肛周褥疮或溃疡、血小板数量减少或凝血功能障碍等原因所造成。

 ## 患者表现的症状

* 擦拭肛门,卫生纸上有血。

* 内衣、床单或垫料上有血迹。

* 大便里有血丝。

* 经肛门流出鲜红色血液。

* 暗红色便或黑色便(注意:如服用含铁片剂或含铋的药物可引起短暂性黑便,这并非异常情况)。

 ## 患者应采取的行动

* 评估失血量。

* 摄入足够量的液体和膳食纤维,以保持大便柔软。

* 使用软便剂,避免使用灌肠剂或强力泻药。

* 每次排便后,使用温热肥皂水仔细清洗肛区并轻拍擦干。

* 坐浴(将肛门浸泡在温水中并保持10分钟左右)对治疗痔疮可

能有效。

 照护人员应采取的行动 ——

* 帮助患者留意出血症状

* 安慰患者，减少恐慌情绪。

* 在医生指导下，提供额外流食、水果以及蔬菜，以保持大便松软。

 如果患者出现下列情况，应向医生求助 ——

* 两次或更多次发现卫生纸上有血。

* 大便有血丝。

* 肛门有鲜红色血液流出。

* 出现暗红色或柏油样便。

血尿的成因及应对方法

当泌尿系统的某些部位出现出血,且血液随尿液被排出时,尿液可呈红色或深茶色,或经实验室检查发现尿液中有红细胞,即为"血尿"。

血尿的常见病因包括泌尿系统感染、尿道损伤、肾或尿道结石、泌尿道肿瘤或凝血功能障碍等。

 ## 患者表现的症状

* 红色、粉红色或茶色尿。
* 尿中有血或血凝块。
* 排尿疼痛。

 ## 患者应采取的行动

* 除非医生明确要求限制饮水量,每天应保证2～3升水的摄入。
* 依据处方服药。

 ## 照护人员应采取的行动

* 提供额外流食。

* 帮助患者留意尿液情况。

如果患者出现下列情况，则应向医生求助 ———

* 尿液见大量鲜血或尿液变色。

* 排尿时，下背部或后背下部出现疼痛症状。

* 尿液呈粉红色、混浊，并伴有恶臭味。

* 经处理后血尿症状无明显改善。

* 尿急。

* 尿频。

* 排尿困难。

* 发热（口腔测温超过38℃），或伴有寒战。

肿瘤所致意识混乱的应对方法

当思维过程被打乱，或者日常思考和思辨能力遇到困难时，患者可能会出现意识混淆和迷茫。导致意识混乱的原因有许多，包括低血糖、感染、高热、肿瘤转移至脑部、大脑缺氧、血钙过高、剧烈疼痛、止痛剂服用过量等。当患者处于一个陌生的环境时，意识混乱可能会变得更糟，而到晚上时，这种混乱症状还会加剧。

患者一旦出现意识混乱，应立即求助医生。患者需尽快接受医生的诊治，找出病因并加以治疗。有时，患者需要入院治疗，直到意识混乱症状得到缓解。

 患者表现的症状

* 言语能力突然改变，特别是出现长时间停顿或吐词含糊不清。
* 很难保持清醒或保持注意力。
* 在洗澡和穿衣时需要帮助，而在发生意识混乱前可以自理。
* 思维混乱、思路不清，不清楚自己身处何方。
* 情绪突然变化，例如由高兴突然转变为恼怒。
* 并不清楚自己在做什么。

 患者应采取的行动

* 一旦意识到自己处于意识混乱状态，应立即联系照护的家人，

尽快去医院诊治。

　　* 请人陪护在旁，以保证自己的安全。

 ## 照护人员应采取的行动

　　* 陪同患者就诊，以便向主治医生描述患者的病症，并确保后续居家治疗阶段能遵照医嘱执行。

　　* 通过轻微的身体触摸（如紧握患者双手），以及与患者面对面的交谈，使患者保持注意力。

　　* 与患者交谈时，应保持在较近的距离内，以增加患者的安全感。

　　* 经常告诉患者你是谁。

　　* 交谈时放慢语速，尽量使用简单句。

　　* 不断告知患者当前的日期、时间以及所处的位置。

　　* 将日历和时钟放在患者看得见的地方。

　　* 当患者独自在家时，应播放柔和、平缓的音乐。

　　* 使用夜间照明灯，方便患者看见自己身处何处。

　　* 如果患者能独立起床但却不清楚自己身在何处时，应在床边设置防护栏。

　　* 陪护患者去卫生间，以及协助患者做一些其他可能无法独立完成的日常活动。

　　* 检查患者的饮食情况（患者有时可能忘记进食，或可能无法进食）。

　　* 确定患者遵照医嘱服用药物，在两次用药期间不要让患者接触到药物。

如果患者出现下列情况，应向医生求助

* 意识突然变得混乱，或者混乱症状加重。

* 突然失去日常活动能力或自理能力。

* 行为变得暴力。

* 试图通过某些途径伤害自己。

肿瘤所致抑郁的应对方法

抑郁是肿瘤患者及其家人在面对和处理肿瘤问题时常常发生的症状；同其他情绪一样，沮丧和悲伤属于正常反应。但是，一旦这些情绪持续很长时间或逐渐加剧而影响到日常生活时，这就需要引起重视。

临床上，抑郁症是一种可治愈的疾病，约25%的肿瘤患者都会出现抑郁症状。抑郁会导致患者痛苦加剧、机体功能受损、对治疗方案的依从能力减弱。对有过一次或多次严重抑郁症发作史的患者而言，在得知肿瘤确诊后更容易患上或加剧抑郁症。

抑郁的主要临床症状罗列如下，家庭成员和朋友应在肿瘤患者身上关注有无这些症状，一旦发现，应鼓励患者向专业人员寻求帮助。

 患者表现的症状

* 几乎每天大多数时间处于情绪悲哀或空虚状态。
* 对曾经喜欢的活动失去兴趣或不再喜欢。
* 出现进食问题（食欲不振或暴饮暴食），包括体重急剧降低或增加。
* 睡眠习惯改变（入睡困难、早醒或睡眠过度）。
* 几乎每天都处于不安或"慢人一拍"（慢节奏）的状态。
* 几乎每天都表现出精力不足或易疲劳的状态。

* 有负疚感、无价值感和无助感。

* 集中注意力困难、记忆力减退或失去决断力。

* 有死亡或自杀想法,或曾试图自杀。

* 容易从抑郁到兴奋或精力亢奋,情绪波动大。

如出现5种或更多的上述症状,且持续2周或更长时间,或症状严重以致妨碍日常的生活,则建议寻求专业医护人员的帮助,通过生理或心理健康检测,评估是否存在抑郁症。

 ## 患者应采取的行动

* 与爱人和家人面对面讨论对于肿瘤存在的焦虑或恐惧情绪,尤其是自身的感受,有助于减压。

* 仔细聆听他人的倾诉。

* 共同决定哪些事情是自己能够做,并且能为彼此带来帮助的。

* 鼓励而不是强迫彼此进行交谈。

* 接受专业人士的心理咨询。

* 每天尝试多次深呼吸和松弛练习(闭眼,深呼吸,集中注意力于身体的某一部位并放松——先从脚趾开始,再逐渐上升到头部。放松时,想象自己正处在一个愉快的环境里)。

* 就焦虑或抑郁的可能治疗方法与主治医生进行交流。

* 严格遵从医嘱服用药物。

* 抗抑郁治疗2~4周后,抑郁症状才会有所改善。有时,在医生的指导下,在这段治疗期还需使用兴奋性药物来缓解症状。

* 接受抗抑郁治疗后如出现不良反应,应及时告诉主治医生。

* 在尝试驾车或其他精细工作前,应了解抗抑郁治疗是否会产生

嗜睡症状而影响安全。

　　* 不要突然中断服用抗抑郁药物。

 照护人员应采取的行动

　　* 循序渐进地诱导患者勇敢地倾诉自身的恐惧和焦虑。

　　* 在患者做好充分的心理准备以前，不应强迫其倾诉。

　　* 仔细聆听，不对患者的感受或自身的感受进行评价。只要适时指出并表示不赞成负面的或自我挫败的想法，这就足够了。

　　* 与患者共同决定哪些事情是能够做，并能为彼此带来帮助的。

　　* 如患者情绪低落，应避免谈及让其"过度兴奋"的话题。

　　* 如患者恐惧、焦虑或抑郁情绪严重，不要试图强行说服患者。

　　* 应就药物治疗及其他治疗手段与主治医生交流。

　　* 如有必要，帮助患者预约就诊时间，以及陪同就诊。

　　* 帮助患者做其喜欢的事情。

　　* 如果患者开始抗抑郁治疗，应鼓励其坚持治疗直至症状好转（一般需要2～4周）。如症状无明显好转，则应寻求其他的治疗手段。

　　* 让患者相信，随着治疗的开始和治疗时间的延续，一切将会逐渐好转。

　　* 切记照护人员也可能出现抑郁情绪。上述建议也同样适用于照护人员。

 如果患者出现下列情况，应向医生求助

　　* 有自杀的想法，或不停思考死亡。

＊ 持续几天无法进食或入睡，并且对日常活动缺乏兴趣。

＊ 呼吸困难、大量出汗或有明显不安的情绪。

肿瘤患者的抑郁症治疗包括药物治疗或心理咨询，或两者兼有，有时还可采用其他特殊治疗手段。这些治疗方法可以改善抑郁症状以减轻痛苦，以及帮助肿瘤患者拥有更好的生活质量。

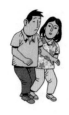

肿瘤所致行动困难的应对方法

行动困难的患者，一般表现为全身无力、出现行走问题以及身体移动困难。患者一旦长期卧床，则肌肉会日渐萎缩无力而造成行动困难，其他造成行动困难的因素还包括：关节或大腿疼痛，以及放疗和化疗所产生的某些不良反应。缺乏运动可能会造成食欲不振或厌食、便秘、皮肤痤疮、呼吸问题、关节僵硬和心态变化等。

 ## 患者应采取的行动

* 在护士、医生或理疗专家的指导下，进行一些主动或被动的肢体活动训练。

* 遵循医嘱服用止痛剂。

* 在医生的指导下，尽可能少量多次饮水，保证充足的水分摄入。

* 记录排便次数和频率。

* 卧床期间，至少每隔2小时翻身或改变睡姿1次。

* 当走路或站立时要穿鞋（不要穿易滑倒的拖鞋）。

* 依据医生或康复师的医嘱，使用支架、拐杖、行走架或其他支持工具。

* 如果可以，可尝试短距离行走。即使是卧床不起，也可以尝试坐在椅子上用餐，或行走至浴室或床头柜旁。

* 如果行走需要帮助，可以让家庭成员在最乏力的一侧搀扶（如患者右侧无力,那么在起床前让照护人员站在其右侧。照护人员用左手挽住患者,并将右前臂和右手放在患者右肩前方)。

照护人员应采取的行动

* 当搀扶起患者时,应保持其背部挺直,慢慢弯曲和抬起膝盖和臀部。尽可能贴近患者站立,保持下肢坚实、平稳站立。

* 确认锁住床或轮椅下的滑轮,使其保持固定状态。

* 当帮助卧床患者翻身时,通常应将患者面向自己。

* 清洁地面以便能帮助患者走到椅子旁或浴室,防止被地毯、地面上散落的绳子、坠落的杂物、衣物绊倒,或因地上的水渍而滑倒。

* 如患者暂时是独自一人,应保证电话和紧急电话号码放在其触手可及的地方。

如果患者出现下列情况,应向医生求助

* 乏力症状日益加剧。

* 头痛、视觉模糊、麻木或麻刺感。

* 精神状态改变,如变得意识混乱、定向障碍或严重嗜睡。

* 疼痛加剧。

肿瘤所致发热的应对方法

发热是指口腔测温超过37℃，且持续长达或超过1天。发热通常由感染引起，感染相关病因可能是病毒（即使未进行抗病毒治疗，发热症状也可以治愈）、细菌或真菌（在病原体被确诊后可使用相对应的抗菌药物）。其他致病因素还包括：炎症反应、药物不良反应或肿瘤生长。还有些发热症状的病因未明。

发热是机体通过"加热"以清除入侵病菌的防御性行为的结果，是人体一种重要的清除入侵病原体的天然防御手段。接受抗肿瘤治疗的患者更容易出现发热症状，多因他们体内的白细胞数量较少，导致机体清除病原体能力减弱所致。

 ## 患者表现的症状

* 体表温度升高。

* 自觉灼热感。

* 疲惫感。

* 头痛。

* 畏寒甚至寒战。

* 肢体疼痛。

* 感觉意识混乱。

* 皮疹。

* 皮肤出现红斑或肿胀。

 * 伤口部位或口腔、鼻腔、尿道口、肛门等通向外界管道的开口处，见到脓性或黄色分泌物。

 * 出现咳嗽或呼吸急促症状。

 * 出现腹痛症状。

 * 排尿时有灼烧感或疼痛感。

 * 咽喉痛。

 * 意识模糊，无法分清自己身处何地，或出现健忘、理解障碍等症状。

 ## 患者应采取的行动

 * 每隔2～3小时口腔测温1次。如口腔测温困难，可采用腋下测温。记录测温结果。

 * 足量饮水。

 * 获得足够的休息。

 * 遵医嘱服用扑热息痛类退烧药或其他药物。

 ## 照护人员所应采取的行动

 * 留意患者是否有寒战，在寒战结束后测量患者体温。

 * 采用口腔测温或腋下测温。

 * 提供流食。

 * 帮助患者按时服药。

 * 如果患者出现意识混乱，无法分清自己身处何地，或出现健忘、

理解障碍等症状,应及时联系医生。

 如果患者出现下列情况,应向医生求助 ————

* 口腔测温结果超过38.5℃。

* 出现两种或多种上述"患者表现的症状"中所罗列的症状。

* 发热持续时间超过24小时。

* 出现寒战。

* 无法摄入流食。

肿瘤所致脱水的应对方法

一切生命的活动都起源于水，成年人体内的含水量约占体重的65%。机体的任何一个组织结构都含有液体（水分），水分均衡意味着机体水分调节适当、分布均衡。脱水是指体内水分不足，或体内局部所需水分不足，进而影响到局部或全身的功能。

 ## 患者表现的症状

* 口干、口渴。

* 头晕、乏力、便秘。

* 口腔干燥、唇舌颊等部位黏膜粘连，说话困难。

* 皮肤干燥。用食指和大拇指轻轻捏起额头的皮肤后再松开，皮肤不能立即展平。

* 舌面肿胀、破裂或干燥。

* 发热。

* 体重减轻。

* 少尿或无尿。

* 疲劳。

* 眼球下陷。

患者应采取的行动

* 在医生指导下，按照适当的速度补充足够量的液体，如水、果汁等。
* 补充含水的食物，尝试摄入水果、蔬菜、汤等。
* 尝试去除导致脱水的病因，例如呕吐、腹泻或发热等。
* 涂擦润唇膏，防止嘴唇及口角皲裂、疼痛。

 ## 照护人员应采取的行动

* 如果患者可以吃东西，应鼓励其少食多餐。
* 记录患者的排尿量，观察颜色是否加深或是否无尿。
* 经常检查患者，确定其没有出现意识混乱或神志不清。
* 当患者起床时，应陪护在旁，以防止其出现头晕或昏厥症状而跌倒。

 ## 如果患者出现下列情况，应向医生求助

* 出现呕吐、腹泻或发热症状，持续时间超过24小时。
* 尿液颜色极深或尿量少，或长达12小时或更长时间无尿。
* 站立时出现头晕或昏厥症状。
* 出现定向障碍或意识混乱。

抗肿瘤治疗所致脱发的应对

正常头皮大约有十万根头发。它们持续生长，老的头发脱落，随即又被新的头发替代。一些抗肿瘤治疗可以导致部分或全部头发脱落，最常见的是在洗发或梳发时，头发呈现成团的脱落。有时，晨起后可在枕头上发现成团的头发。

通常，脱发会使患者感觉苦恼或不安。了解脱发原因，知晓头发可以再生，并且采取措施缓解脱发症状和改善脱发对外貌的影响，对保证抗肿瘤治疗方案的完成有很大帮助。

当化疗药物经血液循环流经全身时，可能会造成脱发。某些药物可破坏头发的毛囊导致头发脱落。脱发症状很难预测，即使使用的药物相同，仍然会出现个体差异。即一些患者会出现脱发症状，而另一些则没有。并非所有的化疗药物都会导致脱发。

脱发症状最常见于治疗开始的最初两周内，且在治疗开始后的1～2个月进一步恶化。当开始出现脱发症状时，在此期间头皮对洗、梳或刷、强力电吹风等物理刺激，都会变得非常敏感。

 患者应采取的行动

＊ 如考虑戴假发，最好在治疗开始前或治疗刚开始时去购买或定制。如在脱发开始前购买假发，假发店可以根据头发颜色和纹路，选择更为匹配的假发。或可以从头顶前端处（该处头发最轻）剪下一小

缕头发，以作为参考。

* 原先留长发的女性，可去一家好的理发店选择一款流行的短发造型，而将剪下的长发制作成漂亮的自体假发。

* 如打算买假发，多尝试不同的假发，直至找到真正喜欢的一个。可考虑购买两个，一个可以在日常使用，另一个则可以在特殊场合使用。

* 在需要戴假发前，应轻柔地梳理或清洗头发。如果是在寒冷的天气里使用，则应戴上帽子或围巾，这样可以保暖。

* 避免用力梳理或拉扯头发，以及热损伤头发（如电滚筒、强力的电吹风和烫发钳等），在一定程度上可以减少脱发。

* 护理睫毛和眉毛时需要动作轻柔，因为在接受化疗时，这些毛发也会受到影响。

* 使用遮光剂、防晒乳或帽子，以保护头皮不被阳光伤害。

* 当新发开始生长时，在开始阶段可能更容易断裂。因此，在头几个月里应避免烫发。

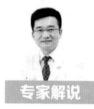

癌症患者如何应对脱发？

专家解说

扫描二维码
观看专家解说视频

肿瘤所致呃逆的应对方法

呃逆是在正常呼吸频率之间，膈肌（控制呼吸运动的主要肌肉）的突然收缩所造成。呃逆的诱因包括膈肌的支配神经过度兴奋、某些药物、脑部疾病、食管（从喉至胃的一段消化管）问题、胃部压力过大或其他情况。呃逆会影响进食、睡眠和呼吸，长时间的顽固性呃逆还可导致虚脱。

 患者应采取的行动

* 准备一个纸袋，在纸袋中做"深—慢"呼吸，一次呼吸十回。
* 缓慢饮水。
* 呃逆严重时，不要强迫进食。

 照护人员应采取的行动

* 留意患者，确定其能安全摄入足够量的水。
* 如服用药物治疗呃逆，应注意观察有无头晕症状。患者在起床或行走时可能需要帮助。

 如出现下列情况，应向医生求助

* 呼吸困难。
* 腹胀、胃部肿胀等症状。
* 呃逆持续超过一天。

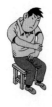

肿瘤相关皮肤瘙痒的应对方法

　　皮肤瘙痒可以引起患者不安、焦虑、皮肤痤疮及诱发感染。肿瘤患者出现瘙痒的常见原因包括：皮肤干燥、黄疸、血液系统的改变、变态反应、某些药物的副作用以及放射治疗和化学治疗等。其他疾病也可诱发瘙痒症状。

患者表现的症状

* 皮肤呈干、红、粗糙、干屑状。
* 皮肤呈黄色。
* 出现皮疹或疙瘩。
* 出现抓痕。
* 皮肤痤疮。

患者应采取的行动

1. 安抚和镇静肌肤

* 使用温水代替热水来洗澡。
* 使用温和香皂轻柔清洗皮肤。
* 避免使用有香味的或含酒精的皮肤护理品。
* 使用电动剃须刀代替刀片，避免过度刺激皮肤。

* 每天更换床单。

* 保持房间凉爽、通风以避免过度出汗,及时更换汗湿的衣服。

* 尽可能多饮水及摄入其他流食。

* 保证足够睡眠。

2. 减少挠痒冲动

* 勤剪指甲,保持指甲清洁。如有不自主挠痒习惯,可戴上洁净的棉纱手套。

* 尝试用摩擦、挤压、穿凉爽衣服、振动按摩来代替挠痒。避免皮肤破损,瘙痒在夜间可能更重,可考虑在临睡前进行按摩。

* 穿软纤维制成的宽松衣服。

* 通过音乐、阅读以及其他事情分散注意力。

* 遵医嘱使用止痒药物。

 照护人员应采取的行动

* 尝试使用温和、无香味的除污剂清洗衣物和床上用品。

* 如果在睡觉时有挠痒行为,可在睡前戴上干净的棉纱手套,可减轻对皮肤的伤害。

 如果患者出现下列情况,应向医生求助

* 刺痒感持续存在,长达两天或更长时间。

* 皮肤呈黄色或尿液呈深茶色,可能提示过多胆红素积聚在皮肤中导致瘙痒,应及时针对黄疸的病因进行处理。

* 皮肤出现划痕。

* 在涂敷乳膏或软膏后,皮疹症状继续加重。

* 皮肤出现恶臭味的分泌物或脓。

* 非常焦虑或不安(由于刺痒感而整夜无法入睡)。

* 出现荨麻疹(皮肤出现有刺痒感的白色或红色疹团)。

肿瘤患者如何享受无痛人生

疼痛是除体温、脉搏、呼吸、血压外的第五大生命体征,享受无痛生活是维护生命尊严的重要保障。

肿瘤及抗肿瘤治疗可能会导致疼痛,逐渐扩散的癌痛及长期的顽固性癌痛会影响生活质量,不能做想做及需要做的事情。甚至在不间断服用止痛药的情况下,疼痛仍经常在两次服药间期发生。此时,除常规服用止痛药外,患者还需要其他方法以安全、快速地达到止痛效果。

 患者表现的症状

* 疼痛是否曾缓解? 若确实缓解一段时间,但在下一次服药前是否有暴发痛? 如果这样,需要调整服药计划。

* 睡眠困难,难以做到无痛睡眠,或对过去常常喜欢的事情缺乏兴趣。

* 为过去不会引起忧虑的事情担心。

* 疼痛扩展到新的区域,或疼痛的性质发生改变。

* 运动能力减弱,或体力活动更少。

 患者应采取的行动

* 向医生或护士描述疼痛的详细情况:疼痛发生的位置,何时开始,持续的时间,感觉如何,如何可使疼痛缓解,如何会使疼痛加重,怎样影响了生活。

　　* 如处方中的止痛药不能按预期发挥作用,告知医生及护士。

　　* 按照疼痛评定表给疼痛分级(例如0分为无疼痛,10分为想象的最严重的疼痛)。患者可用下述评定表向他人说明自己的疼痛程度。

　　* 按照处方准确地服用止痛药。对慢性疼痛,应按计划好的时间服用止痛药,而不是疼痛加重时才服用(特别提醒,有些镇痛药物要求按时服用,而并非按需服用)。如计划表需调整,请与医生核对。

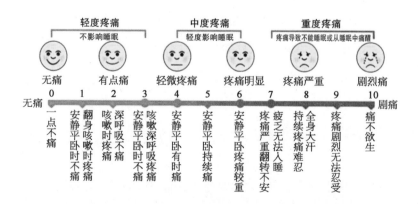

＊当服药后疼痛缓解时,适当增加患者的活动量。

＊不要等到疼痛加重后才服用止痛药。"用意志力对抗疼痛"并非是勇敢的表现。

＊避免突然停止服用任何一种止痛药。正确的做法是,当疼痛减轻时,在医生的指导下,逐步减少止痛药的剂量。

＊某些止痛药会产生昏昏欲睡或眩晕的感觉。

＊在服用阿片类止痛药时,建议同时服用缓泻剂及软便剂以防便秘。便秘是阿片类止痛药最为常见的副作用。

＊记录所注意到的任何其他副作用。

＊如果止痛药未能控制疼痛,即难以做到无痛睡眠、无痛休息和无痛活动时,应和医生讨论其他措施。

＊手边常备至少一周所需的止痛药药量。

 照护人员应采取的行动

＊观察患者是否出现疼痛未缓解的体征。如果患者出现面部扭曲、呻吟、紧张或拒绝在床上移动,应及时询问患者的疼痛状况。

＊尝试在疼痛区域进行温水浴或敷温毛巾(避开接受放射治疗的皮肤区域)。

＊观察有无意识混乱及眩晕,特别在使用新的止痛药及调整剂量后。帮助患者行走,直到患者能安全地行走。

＊鼓励患者做喜欢的事和让其愉快地娱乐活动,如阅读、听音乐等。

＊当患者感觉最舒适时,为其安排活动。

＊提供足够量的液体及富含膳食纤维的食物。

* 提醒患者服用医生建议的软便剂及缓泻剂，以防止便秘。

* 如出现频繁及严重的疼痛，应及时向医生求助，讨论需按时服用的止痛药。如在两次服药间期疼痛频繁发生，找出是否有可用于两次服药间期的其他止痛药。

* 口服途径给药是给予止痛药的最佳途径。如口服药丸困难，应与医生讨论使用注射剂、栓剂、皮肤贴剂或其他剂型的止痛药。

* 让患者知道止痛药按医生指导服用时，不会导致成瘾。

* 无痛生活的治疗目标就是做到无痛睡眠、无痛休息、无痛活动，这是每个人应享受的权利。

 ## 如果患者出现下列情况，应向医生求助

* 出现新的或更严重的疼痛。

* 不能口服任何东西，包括止痛药。

* 按照处方服用止痛药后，疼痛不能缓解或缓解持续时间不够长。

* 便秘、感觉恶心或意识混乱。

* 对如何服用止痛药有任何疑问。

* 出现新症状（如不能走路、进食或排尿等）。

肿瘤所致皮肤干燥的应对方法

皮肤干燥是指皮肤粗糙,呈皮屑状或发红,有时会出现疼痛感。皮肤干燥多由于皮肤层缺乏足够的油脂和水分所造成。皮肤干燥的常见病因有脱水、高热、寒冷、营养不良以及放疗和化疗所致不良反应等。

 患者表现的症状

* 皮肤粗糙,呈皮屑状或发红(虽然皮肤外观可能正常)。
* 体表皮肤皱褶线之间(如指关节或肘关节),皮肤干燥皲裂或轻微出血。

 患者应采取的行动

* 在淋浴或沐浴时避免过度用力擦洗。洗完澡后将皮肤轻轻拍干。
* 涂抹水性润肤膏,每天2次,特别是在洗完澡后。
* 使用电动剃须刀。
* 保护皮肤不受寒冷空气和风沙的侵袭。避免接触热水或热环境,特别是干热的环境。

 照护人员应采取的行动

* 定期观察患者全身皮肤的异常现象,包括腋下、肛周、会阴部等

隐私部位。

* 帮助将洗液或润肤油涂抹在患者难以触及的地方（如后背）。

 如果患者出现下列情况，应向医生求助

* 皮肤非常粗糙，呈红色，或有疼痛感。
* 皮疹。
* 皮肤瘙痒严重。
* 有出血。
* 皮肤破溃，或有脓液及痂皮。

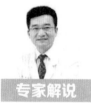

癌症患者化疗可不能忽视皮肤问题，要记住这三招！

扫描二维码
观看专家解说视频

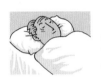

如何处理皮肤压力性损伤

皮肤压力性损伤是由于机体某一部位的血供受阻导致该处皮肤坏死。卧床不起或长期坐轮椅的患者,容易将压力长时间作用于同一体表部位,减少了该处组织的血液流动,导致该处皮肤更容易出现压力性损伤。

 患者表现的症状 ————

* 在压力去除后,皮肤的红色区域仍长久存在,难以消散。

* 皮肤皲裂、起疱、有皮屑和破损。

* 皮肤表面或皮肤下组织出现压力性损伤。

* 在衣服、床单或椅子上有黄色液体(可能有血混杂而呈淡红色)。

* 人体体表"压迫点"(头后部、耳、肩后部、肘、臀、脚后跟以及任何骨性部分接触床表面的部位)疼痛或触痛,见下页"受压部位示意图"。

 患者应采取的行动 ————

* 每隔2小时更换1次体位,从左侧至背侧,再至右侧。

* 如坐在轮椅上,应每15分钟移动重心1次。使用专门的减压座垫以缓冲压力。

* 使用软枕或记忆衬垫,保护其他"压迫点"以预防新的压力性

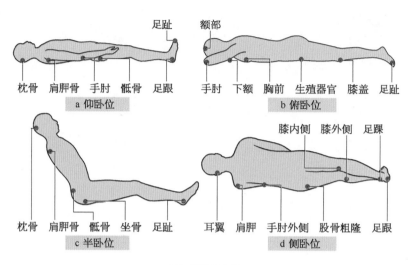

受压部位示意图

损伤形成。如果可能,使用减压床垫。

　　＊ 尽可能多做运动(如每天练习2～3次短距离行走。如果不能行走,可在床上做上、下、前、后的牵引,以及移动前臂和大腿的动作训练)。

　　＊ 摄入高蛋白质食物(如鱼、禽类、肉类、牛奶等)。

　　＊ 每天沐浴1次,并观察"压迫点"的情况。

　　＊ 用清水清洗所有压力性损伤部位,并用绷带覆盖。每次绷带弄脏都要进行如上清洗,或在医生或护士指导下进行,每日至少2次。

 照护人员应采取的行动

　　＊ 提醒患者经常更换体位,或帮助患者每2小时翻身1次。

　　＊ 如果患者无法控制自己的排便或排尿,只要注意到内衣变脏,

就应立即更换。

＊ 如果皮肤损伤是开放的，询问医生或伤口护理师可否使用专门的敷料以保护皮肤。

＊ 如果患者长期卧床，应注意以下细节：

· 保持床单拉紧，防止起皱。

· 保持头略高于床面或成30°角。

· 每天检查患者后背或侧面，以确定皮肤表面看起来正常。如果出现变红的"压迫点"（在压力去除后该处皮肤仍长久保持红色），则尽可能将压力去除，以防止变红面积进一步扩大。使用软垫并频繁更换患者体位。

 如果患者出现下列情况，应向医生求助

＊ 皮肤皲裂、起疱、有皮屑和破损。

＊ 压力性损伤面积进一步扩大。

＊ 压力性损伤渗液呈脓性，有恶臭。

肿瘤及抗肿瘤治疗所致
睡眠障碍的应对

睡眠障碍是指日常的睡眠习惯改变。接受抗肿瘤治疗的患者更容易感到疲劳，且比平常更需要睡眠。但有时会有相反的情况发生，部分患者会出现睡眠障碍，包括入睡困难和夜间早醒。

日常睡眠习惯改变的原因包括疼痛、焦虑、苦恼、抑郁、盗汗或其他药物治疗的不良反应。

 ## 患者应采取的行动

* 依据自身状态，保证充足的睡眠。在清醒的条件下，酌情适量运动，每天至少1次，在入睡前2～3小时进行为宜。

* 睡前6～8小时避免饮用咖啡或浓茶等含咖啡因的饮料。

* 傍晚避免饮酒。酒精在消耗体力的同时，可使我们保持清醒。

* 在每天的相同时间上床，确保安静的休息环境。

* 在每晚同一时间，按处方服用安眠药或止痛剂。

* 入睡前找人进行后背轻柔揉搓或脚部按摩。

* 保持床单干净整洁，尽量保证床单平整，不起皱。

 ## 照护人员应采取的行动

* 在睡觉期间，尽可能保持房间安静和舒适。

* 入睡前对患者进行后背揉搓或脚部按摩。

* 根据习惯，提供清淡的睡前小点心。

* 如果患者在夜间出现意识混乱，应及时与医生联系。

 如果患者出现下列情况，应向医生求助

* 夜间出现意识混乱。

* 整晚无法入睡。

专家解说

癌症患者出现睡眠障碍可别乱吃药！

扫描二维码
观看专家解说视频

肿瘤所致吞咽困难的应对方法

　　吞咽困难是指无法将口腔内的食物或液体通过咽喉下送。当强力吞咽时，患者可能产生呕吐、咳嗽、流涎或疼痛感。

　　导致吞咽困难的病因有多种。除肿瘤本身的占位性因素导致口咽或上消化道管腔狭窄外，针对咽喉或胸部的放射治疗和化疗所产生的短期副作用、口腔或食管感染（如鹅口疮）也是常见病因。

 ## 患者表现的症状

* 恶心、刺激性咳嗽、呕吐。
* 体重减轻。
* 口腔中食物堆积。
* 口腔流涎，唾液分泌过多。
* 少涎或无涎。
* 口腔黏膜呈暗红色或明显肿胀。
* 口腔出现开放性溃疡或疮面。
* 吞咽时，咽喉或胸中部感觉疼痛。
* 感觉食物像是"黏附"在消化道而难以下行。
* 口腔出现白斑或覆盖物。

 ## 患者应采取的行动

* 进食清淡、柔软、平滑，且高热量、高蛋白质食物，如冰激凌就是

一种较好的选择。

* 小口、缓慢进食,待每一口完全吞咽后,再吃下一口。

* 使用吸管饮用流质饮食。

* 捣碎食物或将食物制成菜泥(如肉、谷类、新鲜水果等),使其像婴儿辅食一样柔软。在搅拌前可向干食中加入适量的水。

* 戒酒,避免摄入过热、辛辣食物或流食。

* 避免食用饼干、坚果等过硬的干食。

* 进食和饮水时,上身应坐直,进食后保持该姿势数分钟。

 照护人员应采取的行动

* 提供松软、湿润的食物。
* 避免提供难以咀嚼的食物。

 如果患者出现下列情况,应向医生求助

* 作呕、咳嗽较平常加重,特别是在吃饭或饮水时。

* 严重的咽喉痛。

* 舌面发红、无舌苔,口腔或舌面溃疡。

* 口腔测温超过38℃。

* 呼吸困难。

* 口腔黏膜充血。

* 当吞咽食物时,感觉食物黏附在食道上而产生憋闷。

* 无法吞咽药物或食物。

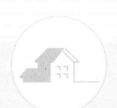

肿瘤患者的居家照护

当患者完成住院治疗或在两次治疗的间歇期，都需要回家休养，在居家状态下得到照护。在居家期间离开了医院病房，离开了医生和护士的贴身照护，是否有些许忐忑？

抗肿瘤治疗是个漫长又艰辛的过程，打个形象的比喻，这就像是一场博弈，我们和肿瘤这个对手间会有很多个回合的较量。除肿瘤本身不好对付之外，抗肿瘤治疗产生的各类毒副作用就像打在身上的重重拳头，会让你体会到五味杂陈，或整个人疲乏无力，或上吐下泻，或手足麻木，或焦虑躁狂，这种感觉实在是很糟糕。

在与肿瘤博弈的战场上，中场休息显得尤为重要和必要。在我们完成治疗后的居家照护期，其实就是中场休息。首先，需要重新调整作战策略，即在居家期间需要进行自我照护的重点；其次，需要重新汲取能量、恢复体力，即在居家期间我们如何调适身心状态；再次，需要调整心态，重新昂扬斗志，重返战场，即居家期间我们需要获得家属或主要照护者的支持与鼓励；最后，要为再次上场做好充足的准备，即居家期间如何做好症状监测，为下一次治疗提供保障。

以上每个环节都紧密相扣，不可或缺。"赛程"越是往后，累积的体力消耗可能更多，体力也可能越衰减，战斗力逐渐减弱，我们需要适时地不断进行评估，不仅评估肿瘤这个对手，也要评估我们自身的体力状态。因此，我们在居家时需要学会自我评估。当离开了医生和护士的照护时，患者要学会自己倾听身体的语言，领会身体发出的信号。哪里不舒服？程度有多重？发生的频率是多少？这是偶尔发生的，还是持续存在？然后记录下来，把这些症状告知医生，让他们为您重新规划，或适度调整下一场战斗的作战策略。

在居家照护过程中，患者旨在重新调整身体状态、汲取能量，期间主动获取与抗肿瘤相关的资讯也是非常重要的。知识的获取让我们可以更有信心地面对肿瘤这个对手，了解将会发生在自己身上的一些变化，并学会有策略地应对。知己知彼，方能百战不殆。

最后，但其实也是这场斗争中至关重要的——家人在心理上的支持。当患者回到家中后，家人的关心照顾以及心理上的鼓舞与支持，可帮助患者保证充足的体力和充沛的情绪，获得重返与肿瘤抗争这个战场上最大的动力。

永远记得，在抗肿瘤的道路上，你，不是一个人在战斗！希望下面的内容能让您获得更多的支持与帮助。

居家期间的自我管理

无论罹患何种肿瘤、曾经接受过何种治疗、目前处于无瘤生存或带瘤生存状态，在居家照护的过程中，目标都是做好自我管理、控制症状、缓解药物的毒副作用，以达到身心舒适的状态，重新回归必要的家庭角色和社会角色。这里需要提到的就是居家自我管理。

 ## 什么是自我管理

自我管理是指通过行为来保持和增进自身健康，监控和管理自身疾病的症状和征兆，减少疾病对自身社会功能、情感和人际关系的影响，并持之以恒地治疗自身疾病的一种健康行为。

 ## 自我管理的目的是什么

自我管理的目的在于促进和提高患者的自我管理行为，它能积极影响健康结局，减少医疗花费。例如：提高饮食及运动行为和认知行为能力，从而有效管理症状、增加舒适度、提高生活质量。当然，由于疾病性质的不同，自我管理的侧重点不同。肿瘤患者自我管理的目的是做到全程、全症状的管理和控制，提高生活质量。

自我管理该做些什么

* 营养管理——规律健康饮食。

* 运动管理——规律锻炼。

* 症状管理——监测并进行自我症状报告。

* 情绪管理——保持心情舒畅。

* 用药管理——遵医嘱用药。

* 随访管理——定期随访。

 ## 如何进行自我管理

自我管理中很重要的一点就是进行自我监控,即我们要关注自己的身体发生了什么变化,然后决定是否需要采取干预措施。

另外,还需对期望改善的方面设定目标,制订计划并落实,并在每一次随访的过程中向医生提供反馈,这即是管理的过程。在此过程中还需要不断增加对疾病相关知识的了解,提升解决疾病相关问题的能力。在居家治疗过程中做到对疾病有所监控和管理,减少疾病对机体社会功能和自身情感的影响,促进康复。

 ## 自我管理的方法

在门诊随访或是住院复查的过程中经常会遇到一些患者,当被医生问及"最近情况如何"时,他们往往会觉得自己的情况状态并不佳,但又不知如何表述,主要表现在:

* 无法准确地描述自己的真实感受和客观情况：无法准确回忆症状发生的时间及当时的状态，将增加医生诊断和治疗疾病的困难。上述情况反映了在居家的过程中需要进行自我症状的监控及健康的自我管理的重要性，从而为医生的诊断提供依据以帮助后续的治疗，促进康复。

* 如何对以上内容进行检测和管理？

· 记录症状：如今很多健康管理软件可以帮助记录症状与体征，在线下与医生预约随访时间，设置用药闹铃提醒等等。目前已有各类在线小程序可帮助患者更好记录；如上海交通大学医学院附属瑞金医院肿瘤科开发的"随身护士"是一款专门为肿瘤患者设计的症状记录小程序，可将症状发生的时间和程度准确记录，方便为医生提供正确信息。

· 使用纸质版的随访手册：某些医疗机构会为患者提供随访手册，可利用随访手册手工记录症状的发生和发展。或做一个有心人，即使无上述提到的电子化设备和工具，也可以仅仅用一张纸和一支笔记录下在居家过程中发生的重要症状和体征。

· 使用可穿戴数码设备进行监测：随着科技的发展，已有越来越多的可穿戴数码设备，可帮助我们记录日常体重、睡眠与运动等数据。

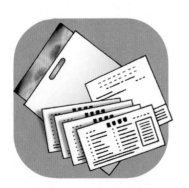

"随身小护士"小程序就可帮助患者居家自我记录和报告相关数据,做好居家管理。

随身护士

微信扫一扫,使用小程序

居家期间的营养管理

民以食为天，营养一直是肿瘤患者最关注的一个话题。备受关注的问题包括：我现在的营养状况如何？居家期间该吃什么可以补充营养？是否有需要忌口的食物？我能吃鸡吗？我能吃海鲜吗？有关这方面的问题，请先扫码看下这一段视频。

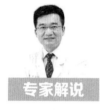

肿瘤患者能吃鸡吗？听听中医怎么说！

专家解说

扫描二维码
观看专家解说视频

做到如下几点，可以帮助肿瘤患者做好营养方面的管理。

 ## 体重监测

* 体重是最直接反映营养状态的指标，建议每周测一次体重。若体重维持稳定，提示摄入与消耗平衡。若体重持续下降则说明目前的消耗大于摄入，在目前饮食的基础上需要再增加热量。若体重持续升高，则说明摄入大于消耗，需要适当控制，将体重维持在一个正常的范围。还有一种极端情况，即短期内体重急剧升高，这时需要排除胸腔积液、腹腔积液等体腔内积液或严重水肿等原因。

＊ **称体重的注意事项**：定时、同一体重仪、称净重。可选择每天清晨排便后，在衣服穿得最少的情况下称体重，排除衣物的干扰，获得最精准的体重数值。

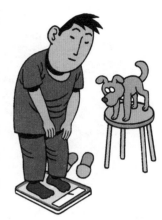

＊ **绘制体重曲线图**：记录每周的体重，"随身护士"等小软件会自动生成体重曲线图，可一目了然自己目前的营养状态。

＊ **控制体重在正常范围**：体重指数（BMI）=体重（千克）/身高的平方（米^2），维持BMI在18～24较为理想。

＊ **关注饮食情况**：如最近3个月的饮食摄入比正常饮食量少1/4～1/2，需要积极寻找原因。是吃不下？还是不想吃？前者多与胃肠道的通畅度和动力因素等有关，后者与心理因素有关，需要具体问题具体分析，对因治疗。

＊ **重要提示**：如3个月内体重下降幅度大于原体重的5%，则提示面临营养不良的风险。

 ## 饮食原则

肿瘤患者常常会纠结于哪些食物可食用，哪些食物需要忌口。只要掌握以下几条饮食原则，就可轻松选择食物。还要记住一点，注意膳食平衡、食物多样化、合理化，才能获得更全面的营养。最简单的食物多样化的操作方法，在胃肠道功能可耐受的前提下，建议每天摄入5种不同颜色的食物。

＊ **高热量**：选择一些健康的高热量食物，有助于增加体重。例如

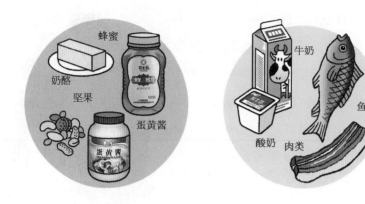

各类坚果、橄榄油、奶酪、牛油果、全燕麦、黄油、芝麻酱、巧克力、各类口服营养补充剂等。

*　优质蛋白质：蛋白质是人体极为重要的营养素，在饥饿状态下机体会利用自身的蛋白质，特别是肌肉中的蛋白质来产生能量以维持生命活动。要及时补充蛋白质，防止自身储备的蛋白质被进一步消耗而导致重度营养不良，继而发生恶病质。

优质蛋白质的来源包括，蛋类、牛奶、酸奶、奶酪、鱼类、虾类、禽类、瘦肉、牛肉、羊肉、豆类及豆制品等。动物蛋白优于植物蛋白，乳清蛋白优于酪蛋白。

*　高膳食纤维：膳食纤维源于各类绿色的蔬菜、水果。蔬果不仅

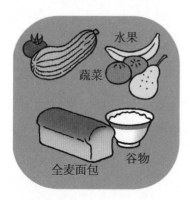

含膳食纤维还富含维生素，如维生素C、维生素E、胡萝卜素、类黄酮等，还有异硫氰酸盐、酚类化合物、萜烯类化合物等，具有使亚硝胺等致癌物失活的作用。

肿瘤患者每天都应适当进食新鲜的蔬菜和水果，品种要多样，以补

充主食和肉类食物所不能提供的营养素。烹调过程中尽量避免长时间高温烹煮。β胡萝卜素和茄红素等脂溶性成分,需经烹调才能被人体吸收。

＊ 避免不健康饮食:对居家治疗的肿瘤患者,应建立健康的生活和饮食习惯,避免食用烟熏、腌制、烧烤、高盐、油腻、生硬、生冷、辛辣刺激的食物。忌口也应根据病情、性别和患者个体特点来决定,不提倡过多的忌口。忌口过多,营养素的摄入就会相对减少,难以保证日常所需。

＊ 少食多餐:对经历了放射治疗、化学治疗及手术治疗的消化系统肿瘤患者,由于消化功能减弱,增加进餐次数可达到减轻消化道负担,同时保证食物摄入量的目的。食物应当细软,避免生冷、粗硬的食物刺激。

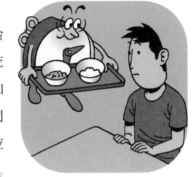

另外,要合理安排进食时间,对于一些已经存在营养不良的患者,在三餐主食之间要额外补充口服营养补充剂。

＊ 选择具有抗癌功效的食物:推荐大家食用的具有抗癌功效的食物,包括大蒜、卷心菜、甘草、黄豆、生姜、芹菜、胡萝卜、洋葱、绿茶、姜黄、全粒小麦、亚麻籽、糙米、柑橘类(柳橙、柠檬、葡萄柚)、茄科蔬菜(番茄、茄子、青椒)、十字花科蔬菜(西蓝花、花椰菜、高丽菜芽)、哈密瓜、燕麦、薄荷、黄瓜、大麦、莓类、百里香、细香葱、马铃薯等。

＊ 低盐饮食:每天的盐量要控制在5克以内,尽量做到2～3克。腌制食品应避而远之,或在食用前用沸水氽一下,去除多余盐分。选择调味料时尽量选择低盐的酱油,或采用新鲜的柠檬汁来调味。另外

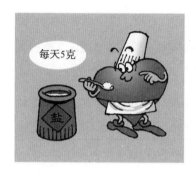

每天5克

盐

盛装盐、胡椒、酱油的瓶罐要选择一次只能倒出一点点的，可帮助我们控制摄入过多盐分。

要让烹调不那么乏味，可选择菌菇类、海藻类、虾米、小鱼等天然的鲜口食材。

 小贴士

改善食欲的方法

· 少量多餐，每日6～8餐。

· 与家人、朋友一同进餐。

· 在饮食中添加口感偏酸的食材，例如山楂、柠檬汁、醋、番茄酱等，以酸味刺激，帮助开胃。

· 感性进食：吃饭有的时候跟着感觉走，喜欢的食物、合意的对象、优雅的环境等都能激发食欲。

· 缓解便秘：便秘会影响胃口，应积极处理便秘症状。常用办法是适当增加饮水量，每天达到2 000～2 500毫升。另外，按摩腹部、增加运动、遵医嘱使用缓泻剂等也是可取的方法。

· 适度运动：当整日不运动时，一方面体能消耗减少，另外一方面肠道蠕动也减少。因此每天应保持力所能及的中、低等强度运动0.5～1小时为宜。

· 不要强迫进食：在胃口好的时候多吃些，在没有胃口的情况下

不勉强进食。

· 更换食谱，改变烹调方式。在烹饪的时候应以多种不同的烹饪方式相结合，变换口味。食谱尽可能的广泛，具有多样性，以提高食欲。

· 肿瘤患者的味觉常常变化，包括味觉丧失、味觉减退、味觉障碍、味幻觉四个方面，针对不同的味觉异常情况可采用不同的烹调方式。

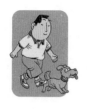

居家期间的运动管理

研究结果显示，适当运动不仅可改善肿瘤患者的癌因性疲乏，改善抑郁、焦虑心理，还能增加心肺功能、改善免疫系统，提高抗病能力。因此要转换"肿瘤患者要静养"的传统治疗观念，可选择适合自己的运动，积极动起来。

 ## 运动前的安全须知

选择公园、健身房等平坦开阔，有新鲜流通空气及安全设施的场所进行运动锻炼。需要注意的是，肿瘤患者在进行适度运动时需要有人陪伴。另外，还需关注以下安全须知。

＊若有免疫力下降的情况，请尽量避免人群密集的场所。外出时请戴好口罩，做好自身防护，避免交叉感染。

＊有骨折高危风险、骨肿瘤或骨转移、血小板减少的患者应避免有肢体碰触的运动和激烈运动。

＊有心肺功能基础疾病和造血干细胞移植的患者应避免过度运动。

＊有共济失调、头晕和外周神经感觉障碍的患者，要避免需要共济平衡的运动及高强度运动。

＊有恶心、疲乏和（或）肌无力症状者在运动时，强度和持续时间必须在自己可以承受的范围之内。

* 有造口、妇科肿瘤较大的患者,以及腹部、腹股沟或下肢有炎症的患者,在参加力量型运动前,必须得到专业医生的许可。

* 严重贫血者必须在病情允许的情况下才可参加锻炼。

 运动原则

肿瘤患者居家运动的原则是全身运动与局部运动相结合。一般以全身运动为主,对局部截肢或伴脑血管病者,还应配合相应的局部运动和功能锻炼。循序渐进,逐渐加大运动量。在运动锻炼开始时,运动量要小,随着机体功能的改善,运动量可逐渐加大。达到应有的强度后,维持在此水平上坚持锻炼。

* 运动频率:每周至少5次中强度至高强度的运动,或每周运动2.5小时左右。

* 持续时间:每次连续运动20～30分钟,体力不佳者应中间休息3～5分钟。

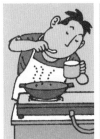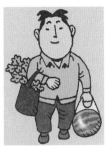

* 运动强度

· 低强度运动:一般不会增加心跳或出汗。如购物、做饭、洗衣等日常生活活动。

· 中强度运动:心跳、呼吸加快,出汗。常见的运动有:快走、跳舞、骑马、练瑜伽、打高尔夫、打太极拳、打乒乓球、打网球、骑自行车等。

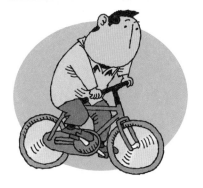

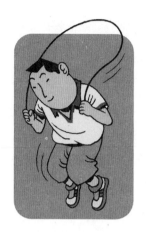

· 高强度运动：较中强度运动心跳更快、出汗更多。例如：竞走、跳绳、跑步、快骑自行车（≥16千米/小时）、踢足球、打篮球等。

对于肿瘤患者推荐安全的中强度运动。推荐运动项目包括：快走、慢跑、瑜伽、打太极拳、健美操、游泳等。

* 运动后的放松治疗：身心放松是我国传统医学的一个优势项目和特色措施，如练气功、打太极拳、针灸、推拿、按摩等。肿瘤患者在体力活动后不妨进行放松治疗，有助于改善体力活动后的疲劳。

运动对肿瘤的康复具有一定效果，且适用于不同年龄、不同性别、不同诊断和分期、不同治疗手段的患者。但是运动的效果也非一日之功，需持之以恒，只有长期坚持才能达到预期的效果。

带静脉导管出院患者的居家照护

部分肿瘤患者出院后带有外周中心静脉导管（PICC）和植入式静脉输液港（PORT）。PICC最长的留置时间为1年，PORT留置的时间更长，一般为3～5年。带管回家的患者要注意以下事项。

* 保管好导管的维护记录本，其上记录了重要的信息，包括导管的型号、置管日期和时间、导管的内置长度及外露长度、穿刺的静脉等。每一次维护时都要请医务人员做好记录。

* 定期维护，PICC每周维护一次，PORT每月维护一次。

* 适当运动，安装了静脉导管后要进行适当运动，否则会出现穿刺侧手臂肌肉萎缩的现象。通常肘部以下的运动都适宜，但要避免肩部关节大幅度的运动。平时可以做一些PICC手部功能锻炼操，以促进血液及淋巴的回流，帮助减少上肢水肿的发生。

* 观察有无并发症：PICC最常见的并发症就是穿刺点周围的皮肤发生医用黏胶相关性皮肤损伤、张力性皮损、过敏性皮炎和湿疹等皮肤问题，这些问题在夏季尤为常见。可通过以下方法改善这些皮肤

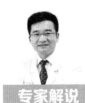

专家解说

PICC 手部运动操

扫描二维码
观看专家解说视频

问题：首先要保持局部皮肤的干燥，减少汗液对皮肤的刺激；其次可以增加1次维护；另外，还可以使用一些外用软膏进行外涂。

　　＊遇到自己难以解决的问题时，或出现导管断裂、脱出、内缩消失等危险情况时，一定要保护好导管，立即前往医院就诊。

主要照护者的角色和任务

顾名思义，"主要照护者"就是承担患者日常生活照顾、饮食起居的主要参与人，可以是生活中的另一半，也可能是子女、父母或是朋友等。主要照护者在肿瘤患者的居家治疗过程中承担了非常重要的角色，不仅为患者提供生活上的照顾，也提供情绪和精神上的支持，有时甚至是患者最大的支柱与动力。那么如何成为一个称职的照护者，帮助患者完成居家期间的各类照护呢？

 ## 情感支持

肿瘤患者通常会经历4个典型的情感变化期：否认期、愤怒期、抑郁期和接受期。在治疗的过程中，患者的情绪也会因治疗的效果及疾病的发展，如过山车一般起起伏伏。

作为主要照护者，一定要充分了解患者的心理变化，给予适当的理解并做一些引导，而不是一味地去责怪患者的性格大变或脾气古怪。情绪是会互相影响的，照护者应当尽量给患者传递正能量，鼓励患者建立信心以应对后续的治疗；并且照顾者要学会先控制好自己的情绪，从而才能更好地引导患者的情绪。更多的陪伴通常是一种很好的方式，陪伴患者一起烹饪，一起进餐，抑或是一起散步，这些都是可以增进情感的方式。

角色转换

无论年纪大小，当成为一名主要照护者时，在肿瘤面前就应当扮演一个积极的角色，但感受可能会因人而异。许多照护者在陪护亲人经历肿瘤治疗过程后感觉自己也学到了很多。

以下情况是照护者经常会遇到的问题：

* 只有爱人的照顾，患者才会感觉舒适。

* 父母比较难以接受成年子女的陪护，因为觉得会拖累儿女。

* 成年子女罹患癌症时，不愿意父母为其提供陪护。

* 照护者本身因为体力或情绪等健康问题难以为他人提供陪护。

 ## 解决方案

* 尽可能让自己的爱人作为主要照护者。当另一方也是老人时，可在经济条件允许的情况下，聘请一位保姆作为助手。

* 照护过程中，照护者可能会觉得委屈，认为自己做了太多的事情，而有些事情其实自己并不擅长，却为此花费了太多的时间与精力。其实，那些不擅长的事完全可以找人代劳。

* 当身边没有可以提供照护的对象，应当主动求助于社区相关部门，提供医疗上的支持与帮助，或是入住专业的康复护理机构。

居家治疗期间的用药与随访管理

在居家治疗期间，可能需要服用口服药进行维持及辅助治疗，需要注意以下几点。

* 遵医嘱按时服药。

* 使用用药提醒工具，例如设置闹钟或是使用用药提醒软件。

* 在外出旅行期间为自己准备一个药盒，分装好每天使用的药物。

* 不可随意停药，尤其是镇痛、降压等药物。镇痛药物的突然停药可能会引起更剧烈的爆发痛，而贸然停用降压药则可能引起血压的骤然升高。

* 注意观察药物的不良反应，如卡培他滨可能引起的手足综合征，其严重程度是否影响到了走路或日常生活；化疗药物可能会引起严重的口腔黏膜炎，必要时需要到医院治疗，否则会影响进食而导致营养不良等。

* 查看使用药物的剩余剂量，常备至少3天的余量，不足时应及时去医院就医配药。

* 在日历、手机、记事本上圈划出具体的随访及复查日期。

* 需要准备一个专门的文件袋存放历次的报告单及化验单，以此可进行数据的比较。

* 随访内容包括一般生命体征（呼吸、脉搏、血压、体重）、血液学检查（血常规、肝功能、肾功能、电解质、血清肿瘤标志物）、影像学检查（CT、磁共振）、胃肠镜等。

﹡ 在随访的过程中要主动与医生沟通在居家期间出现的不适症状。当遇到特殊紧急的不适情况则需要尽快提前就诊。

﹡ 请求照护者协助患者一同去医院随访，因为在就医的过程中可以为患者代办许多手续，帮助患者节约体力和时间。

﹡ 上海交通大学医学院附属瑞金医院肿瘤科自行开发的"随身小护士"软件，有助于患者居家自我记录和报告相关数据，做好居家管理。

随身护士

微信扫一扫，使用小程序

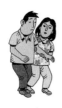

居家治疗期间的造口护理

正常人体有若干管道,有些管道通过开口直接与体表相通。如胃肠道是一个始于口腔、终于肛门的开放式管道。类似的,尿道口是泌尿道的体表开口。当正常开口被肿瘤阻塞或因肿瘤治疗所需被切除时,则需要建立一个新的开口。

所谓造口,是用外科手术在机体制造一个开口以取代原来正常的开口。造口可以作为新的位点参与机体的基本功能活动。目前有多种造口术,肿瘤治疗中最常见的有三种,分别是在气管(呼吸道)实行的气管造瘘术、在膀胱或泌尿系统实施的尿道造瘘术以及在结肠实施的结肠造瘘术。

 患者应采取的行动 ————

◆ 气管造瘘

* 使用便笺本或纸与其他人"交谈"。

* 遵医嘱,至少每天清洁气管造口管1次。

* 随时在床边保留气管扩张器或弯血管钳。

* 根据需要或遵医嘱抽吸气管造口管。

* 洗澡的时候注意防止水溅入造口。

* 戴上围巾或穿着能遮盖开口的衬衫,但须是纤维材质(如棉)以便空气自由通过。这样有助于防止灰尘和碎纤维随呼吸进入造口。

◆ 尿道造瘘和结肠造瘘

* 造口护理时仅使用温水轻柔地清洁皮肤（在清洁过程中，黏膜面可有少量出血，这很正常）。

* 轻柔拍干皮肤或在空气中晾干。

* 造口袋周围的皮肤使用造口专用配套产品。

* 当造口袋的内容物超过1/3时，应及时清空。

* 在人工肛门袋出现渗漏前进行更换。一般而言，每3～5天更换1次。

 护理人员应采取的行动

◆ 气管造瘘

* 了解如何照顾接受气管造口术的患者。

* 学习抽吸上呼吸道内的黏液。

* 湿润的空气有助于防止黏液黏稠。空气加湿器对患者而言是有益的，特别是在卧室。

◆ 尿道造瘘和结肠造瘘

* 学习如何护理造口，包括开口周围的皮肤。

* 患者通常会感到尴尬且不愿寻求帮助，应主动提供帮助。

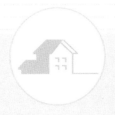

热点话题与科普问答

本部分内容是从我的个人患者教育微信平台或微博中选取的有代表性的医患问答。您也可以扫描下面的二维码关注，以持续收到此类科普信息。

——张　俊

Q1 肿瘤就是癌症吗？什么是良性肿瘤？

肿瘤分为良性肿瘤和恶性肿瘤。从病理学定义看，从上皮组织起源的恶性肿瘤称之为癌，是恶性肿瘤中最常见的一类；而起源于间叶组织的恶性肿瘤则称为肉瘤。

 Q2 哪些癌症地域属性比较强？

有些癌症的确有明显的地域分布特征，就中国大陆地区高发的4大类肿瘤而言，鼻咽癌在广东、广西等地区高发；食管癌的代表性高发地域在河南省林县；肝癌的高发地区在启东、厦门等城市；而胃癌高发地区则集中在沿海和长江下游地区。具体原因，目前还在研究中。

再举个上海市的例子，崇明、宝山两个区域是胃癌的高发区，上海交通大学医学院附属瑞金医院、上海交通大学医学院附属新华医院崇明分院、上海市疾病预防控制中心等合作，在崇明、长兴等岛屿建立了胃癌筛查的防控现场。在当地政府和卫生部门的大力支持和配合下，通过研发适合中国农村地区的胃癌筛查技术，目前已经完成了数百个自然村，逾万人次的免费胃癌筛查。及早发现、及时处理了不少无症状的胃癌患者，获得了广大城镇居民的好评。

 Q3 癌症是老年病吗？年轻人是否需要关心？

不同年龄段，肿瘤的发病谱不一样。有些肿瘤具有明显的年龄、性别差异，比如胃癌的发病率在60岁以上的老年男性中明显升高。而在年轻人中，血液系统肿瘤、生殖系统肿瘤的发病率较高。

下图可形象地说明不同年龄段男性的肿瘤发病情况。从图中可以看出，肿瘤的发生没有年龄下限，年轻人也要有防癌意识。

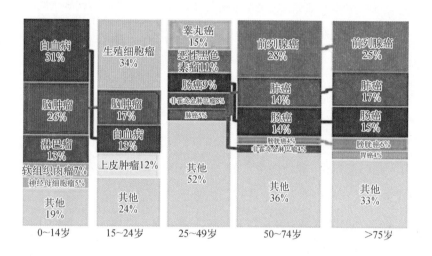

| 0~14岁 | 15~24岁 | 25~49岁 | 50~74岁 | >75岁 |

Q4 年轻人得癌症的概率有多大？如何预防？

不同年龄段，罹患肿瘤的风险不同，其发病的疾病谱也不同，就如上图所示。

在某些瘤种中，正在尝试运用药物来预防。国外报道称，适度补充维生素D有益于降低高危人群罹患结直肠癌的风险，但仍需更为扎实的临床研究数据来支撑。目前给大家的建议是，增加防癌抗癌意识，不要忽略机体发出的信号（如突然消瘦、大便习惯改变、体表扪及肿块、体表黑痣突然增大等），定期体检等，做到早期诊断、早期治疗。

Q5 听说癌症不仅有"穷富之分",还有"男女之别",这是真的吗?

所谓"穷癌"与"富癌",并不是说两者分别只在富人或穷人中发生,而是在两类人群中,肿瘤的发病谱显现差异。究其原因,可能与饮食结构、生活方式和卫生习惯等均有关。比如,在北京、上海等城市,少动多坐的生活方式、高脂高盐的西式饮食等因素,导致结肠癌的发病率明显升高,而因为电冰箱的普及等因素,食管癌和胃癌的发病率有所下降。而长期酗酒、膏腴红肉的饮食,一定程度地影响了胰腺癌的发病率。

肿瘤的"男女之别",不仅仅体现在乳腺、前列腺、生殖系统等性征特异性的器官,在其他肿瘤中也有一定的差异。例如,就上海地区而言,男性高发的前十位肿瘤依次为肺癌、结直肠癌、胃癌、前列腺癌、肝癌、甲状腺癌、胰腺癌、膀胱癌、食管癌和肾癌;而女性高发的前十位肿瘤为肺癌、甲状腺癌、乳腺癌、结直肠癌、胃癌、胰腺癌、肝癌、脑和中枢神经系统肿瘤、宫颈癌、胆囊癌。

为什么年轻女性更需关注胃癌?

专家解说

扫描二维码
观看专家解说视频

 Q6 癌症会遗传吗?

大多数实体肿瘤的发生,是多基因、多步骤的积累过程,这类肿瘤所表现的异常或基因突变,是成熟的"体细胞"的突变,而并非"胚系细胞"的突变,不会遗传给后代。

但是,部分具有"胚系细胞"突变的肿瘤则可能传给后代,具有遗传特征。这类具有典型遗传特征的肿瘤有其鲜明的特点,如肿瘤发病有明显的家族聚集特征、发病年龄小、可能发生多个脏器的肿瘤、能检测出特征性的基因突变等。

需要提醒的是,有"家族史"并不等同于"遗传性肿瘤",这是两个完全不同的概念。具体问题,也可以向专业的遗传咨询师或"遗传性肿瘤专病门诊"寻求帮助。对有家族史的高危人群,或携带致病基因但处于无病状态者而言,采用更为健康的生活方式、更加严密的监测与随访、及早发现问题再行相应处理,要比贸然采取某些极端措施更为合理。美国影星安吉丽娜·朱莉,她是一种致癌基因($BRAC1$基因)突变的携带者,又是犹太裔的白人女性,结合家族史分析,她的遗传咨询师告诉她罹患乳腺癌等肿瘤的风险是常人的数十倍,她便选择了做预防性的乳腺切除。这种做法是否合适,仍值得商榷。

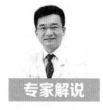

癌症发病率飙升的原因是遗传吗?

专家解说

扫描二维码
观看专家解说视频

Q7 妈妈患胃癌且已晚期,孩子是否会因遗传而易发肿瘤?
有什么预防措施吗?

您提了一个很重要的问题,即"肿瘤是否会遗传"。胃肠道肿瘤多伴有多种基因突变,关键是看属于体细胞突变还是属于胚系细胞突变,如为后者,则突变基因可能有遗传的风险。但后者的比例是很低的,所以不必过于担心。除做必要的基因检测外,还要结合具体的家族史等情况,请专业医生做深入分析。目前我院肿瘤科也准备开设遗传性胃肠道肿瘤专病门诊。回到您的问题,目前小孩还小,如果是健康的孩子,目前尚不需要做什么特殊检查。

Q8 大便不规律是癌症的前兆吗?

我在北京卫视《养生堂》节目专门做了一期肠道症状与肠道肿瘤的专题节目,里面有一句比喻:"排便可以比作人体每天写给自己的一封内部来信。"形状变细、伴有黏胨或血液等粪便性状的改变,或腹泻与便秘相交替等排便规律的改变,均是身体内部发出的讯号,提示肠道可能出现问题。

需要强调的是,肠癌诊断需要明确的肠镜检查和活检病理报告。不是上述症状的出现就等同于癌症,也不是所有的肠癌都肯定会出现上述症状。所以,提醒大家,如果短时间内出现排便习惯改变、排便性状改变等问题,需要及时去医院做相关检查,必要时做肠镜检查,以明确诊断。这样,也免得每天惶惶恐恐、左思右想、谈癌色变、担惊受怕了。

此外,还要提醒的是,某些胰腺疾病可能出现脂肪餐不耐受,甚至脂肪泻(粪便中带有油花)的现象,也是值得关注的。

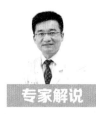

人体每天写给你的一封信,你会读吗?

扫描二维码
观看专家解说视频

Q9 癌症是怎样检查出来的？普通体检能查出癌症吗？

　　我国尚未健全全民的肿瘤普查体系，故多数肿瘤患者的发现，都是在出现相关症状，甚至较严重的肿瘤相关并发症后去就医才被确诊，肿瘤的早期诊断率不高。就我国高发的肺癌、结直肠癌、胃癌等实体瘤而言，通过影像学、内镜等技术可帮助发现肉眼可见的病灶，而确诊肿瘤则需要显微镜下的病理学检查；就乳腺癌、甲状腺癌、皮肤癌等较为表浅部位的肿瘤而言，肉眼观察和触诊也有助于早期发现问题。一句忠告，提高防癌意识，不忽略异常的身体信号，及时获得专业医生的指导，有助于肿瘤的早诊早治。

　　普通体检，也有不同的检查组合，要看具体采用了哪些方法，例如胸部CT平扫有助于发现1厘米以下的早期肺癌，而常规胸片就难以发现。

　　体检项目并非越贵就越好，例如常规体检中包含的粪便隐血检查，很多人因为怕麻烦而放弃了，但恰恰是粪便隐血检查，有助于提示胃肠道的病变；甚至被视为筛查胃肠道肿瘤的"敏感风向标"。

　　大多数肿瘤并非"一夜成癌"，而是历经多年的演变，而逐渐由癌前病变到癌、由小到大、由少到多、由近到远的，所以对大多数人而言，一次体检不一定能确保万无一失，而每年一次定期体检才是我们推荐的较好方法。

专家解说

体检查出血清肿瘤标志物数值高，就可确诊癌症吗？

扫描二维码
观看专家解说视频

Q10　乳腺囊性占位是什么意思?

　　囊性占位是一种影像学诊断,是指用超声、CT或磁共振检查发现的囊性肿块或结节。就乳腺而言,分析囊性占位的性质和做出应对决策,需要明确是单侧还是双侧,囊性占位的大小、数量,位于乳腺什么象限,合并的临床表现等。造成乳腺囊性占位的原因不少,如乳腺囊性增生症、乳腺囊肿甚至某些感染性疾病等。建议在乳腺专科门诊就诊咨询,根据具体情况做出决策建议。

 Q11　获取病理组织的方式有哪些?

　　经典的获取病理组织学标本的方式包括各类开放性手术或腔镜手术下的活检、各类影像学引导下的穿刺活检、各类内镜下的活检、骨髓活检等。

　　从细胞学水平而言,可通过各类细针穿刺、引流液离心沉渣等技术获取。

　　随着科技的进步,目前采用抽血等方式开展的液体活检技术,有望从基因突变等分子层面进行肿瘤检测和疗效监测,也呈现较为迅猛的发展趋势。

 Q12　什么检查确诊胰腺癌?

　　对实体肿瘤而言,确诊的金标准是病理组织学检查,也就是通过手术、穿刺等方式获取肿瘤组织,通过病理组织学检查明确诊断。必要时，还需加做某些免疫组化指标，以进一步明确其来源、性质等特征。

 Q13 结肠癌需要做基因突变检测么？有哪些靶向治疗药物？

结肠癌是一种常见恶性肿瘤，分子靶向治疗在晚期结直肠癌患者中显示了良好疗效。目前在该疾病中可以考虑的分子靶向药物分为三类：

* 针对表皮生长因子受体（EGFR）的单抗，西妥昔单抗。需要检测肿瘤组织标本的 *RAS* 基因突变情况，对 *RAS* 基因突变者不适用。

* 针对血管内皮生长因子（VEGF）及其受体（VEGFR）的药物：前者的代表性药物为贝伐珠单抗和阿柏西普，后者的代表性药物为瑞戈非尼、呋喹替尼等。目前这类药物，尚未找到明确预测疗效的分子标志物。

* 针对PD-1等免疫检查点的药物：代表性药物包括帕姆单抗（Pembrolizumab）和纳武单抗（Nivolumab）等。这类药物的疗效预测标志物正在探索中，目前需要检测的是微卫星不稳定性（MSI）或错配修复基因缺失状态（MMR）、肿瘤标本中的PD-L1蛋白表达等。

 Q14 国内是否可做 *Septin 9* 基因甲基化检测？其筛查准确率是否高于肠镜？

结直肠癌细胞中 *Septin9* 基因高度甲基化，而正常组织中则无此现象。通过检测血液中的 *Septin9* 基因甲基化程度，有助于筛选结直肠癌患者。有部分研究结果显示了该试剂用于结直肠癌筛查的潜在价值。该试剂盒作为一种结直肠癌早期诊断的临床检测方法，国内有部分医院正在开展此项技术。

需要说明的是,肠镜下的病理学活检是确诊结直肠癌的金标准。癌胚抗原(CEA)等血液学检测、粪便隐血检查等,均是结直肠癌筛查的间接方法和技术。临床解读要更为客观实在,不宜以偏概全。

 Q15 PET-CT 对人体有伤害吗? 往血管里注射的药物是否有毒?

首先,PET-CT不是万能的,也不是所谓"医疗奢侈品"。我们提倡的是采取恰当的诊断和治疗方式,不是越贵越好,越新越好,而是在正确的时间,针对明确的诊疗目标,采用合适的诊疗方法。

PET-CT作为一种功能影像学的手段,有助于发现常规影像学手段难以发现的小病灶,在淋巴瘤等实体瘤的治疗前评估、疗效判断等方面,有其独特的价值和作用。

在操作方面,需要经血管注射一定量的同位素药物,并经计算机断层扫描(CT),进行图像的融合与重建。需要指出的是,目前的同位素合成技术日益发展,PET-CT所使用的同位素从剂量和半衰期看,还是非常安全的。

 Q16 病理报告上写的 TNM 和 N_0 是什么意思?

这是个有代表性的问题,肿瘤患者出院小结中都写有TNM分期,这三个字母分别代表了从三个角度评价肿瘤的指标。T代表肿瘤(tumor),按肿瘤大小或浸润深度及其与周围脏器的关系,一般分为T_1/T_2/T_3/T_4;N 代表淋巴结(lymph node),按转移淋巴结的数目或距离原发病灶的远近，分为N_1/N_2或N_3；而M则代表有无转移（metastasis），按有无转移分为M_0和M_1。如"$T_1N_0M_0$"指无远处转移、无淋巴结转移的较早期肿瘤。TNM的表述，与基因突变没有关系，以结直肠癌为例，TNM分期详见下表。

TNM分期	评价标准
原发肿瘤（T）	T_x：原发肿瘤无法评价 T_0：无原发肿瘤证据 T_{is}：原位癌（局限于上皮内或侵犯黏膜固有层） T_1：肿瘤侵犯黏膜下层 T_2：肿瘤侵犯固有肌层 T_3：肿瘤穿透固有肌层到达浆膜下层，或侵犯无腹膜覆盖的结直肠旁组织 T_{4a}：肿瘤穿透腹膜脏层 T_{4b}：肿瘤直接侵犯或粘连于其他器官或结构
区域淋巴结（N）	N_x：区域淋巴结无法评价 N_0：无区域淋巴结转移 N_1：有1～3枚区域淋巴结转移 N_{1a}：有1枚区域淋巴结转移 N_{1b}：有2～3枚区域淋巴结转移 N_{1c}：浆膜下、肠系膜、无腹膜覆盖结肠/直肠周围组织内有肿瘤种植，无区域淋巴结转移 N_2：有4枚以上区域淋巴结转移 N_{2a}：4～6枚区域淋巴结转移 N_{2b}：7枚及更多区域淋巴结转移
远处转移（M）	M_0：无远处转移 M_1：有远处转移 M_{1a}：远处转移局限于单个器官（如肝脏、肺、卵巢、非区域淋巴结），但没有腹膜转移远处转移 M_{1b}：远处转移分布于一个以上的器官 M_{1c}：腹膜转移有或没有其他器官转移

 Q17 横结肠恶性肿瘤（近肝曲$T_4N_2M_0$）属于第几期？

2016年，国际抗癌联盟（UICC）公布的第8版结肠肿瘤的TNM分期标准简述如下。T_{4a}：肿瘤穿透腹膜脏层；T_{4b}：肿瘤直接侵犯或粘连于其他器官或结构。N_{2a}：4～6枚区域淋巴结转移；N_{2b}：7枚及更多区域淋巴结转移。可根据下表对照肿瘤分期。

期　别	T	N	M
0	T_{is}	N_0	M_0
I	T_1	N_0	M_0
	T_2	N_0	M_0
II A	T_3	N_0	M_0
II B	T_{4a}	N_0	M_0
II C	T_{4b}	N_0	M_0
III A	T_{1-2}	N_1/N_{1c}	M_0
	T_1	N_{2a}	M_0
III B	T_{3-4a}	N_1/N_{1c}	M_0
	T_{2-3}	N_{2a}	M_0
	T_{1-2}	N_{2b}	M_0
III C	T_{4a}	N_{2a}	M_0
	T_{3-4a}	N_{2b}	M_0
	T_{4b}	N_{1-2}	M_0
IV A	任何 T	任何 N	M_{1a}
IV B	任何 T	任何 N	M_{1b}
IV C	任何 T	任何 N	M_{1c}

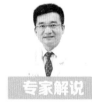

专家解说

癌症如何区分早晚期？

扫描二维码
观看专家解说视频

Q18　口服氟尿嘧啶类化疗药物期间应注意什么？

卡培他滨、替吉奥等口服化疗药物是治疗胃癌等消化道肿瘤的常用药物之一。口服药物使用方便，也减少了因为静脉给药而往返医院的间接医疗成本。服药期间，有以下几个注意点：

* 按时服药，避免漏服、少服。常规的用药方式是早、晚餐后半小时到一小时之间，用温开水吞服，连续14天，休息7天，以3周为一疗程。有时也会根据病情和具体治疗方案做调整，具体请遵从主治医师的意见。在这里提醒一点，万一漏服一顿，次日并不建议补服。如果前一天只吃了一顿药，忘了吃第二顿，第二天也不建议吃三顿药。

* 部分患者口服氟尿嘧啶类化疗药物后，可能出现皮肤发黑，尤其在手、足、唇周等部位常见，这是该类药物的常见反应，不用过于担心，停药后会逐渐好转。

* 部分患者可能出现手足皮肤皲裂、红斑、疼痛等情况，注意经常涂用尿素软膏等外用的保湿护肤品。

* 部分患者可能出现腹胀、腹泻等胃肠道反应，如果症状加剧，请随时与主治医师联系。

* 虽然是口服药物，但也是一种化疗药物，治疗期间请遵医嘱复查血常规、肝肾功能指标，以保证治疗安全。

 Q19 治疗胃癌和乳腺癌的很多药物相同，有些靶点也一致，那么对乳腺癌有应答的治疗方法是否可用于治疗胃癌？

临床上，紫杉类、氟尿嘧啶类、蒽环类等化疗药物，既可以作为胃癌的化疗药物，又可以治疗乳腺癌。在分子靶向治疗药物方面，抗表皮生长因子受体-2（HER-2）的单抗曲妥珠单抗，获批的适应证包括治疗HER-2阳性晚期胃癌或乳腺癌。

以上信息一定程度反映了我们对肿瘤认识的不断深入。不同的瘤种，促进其增殖侵袭等恶性生物学行为的驱动因子可能是同一个，这一点类似于中医理论的"异病同治"。目前一种较新的临床研究模式,称之为"篮子研究",即将具有相同靶点或标志物、罹患不同瘤种的患者,富集在同一个研究中进行针对性的治疗。

尽管如此,并非所有对乳腺癌有应答的治疗方法都可适用于胃癌。临床决策还是必须根据临床研究证据,必要时需结合分子标志物检测的结果,由专业的肿瘤学专家结合个体情况,做出决策。

 Q20 鉴于东西方人身体的差异,国外的新型抗肿瘤药物是否适合中国人群?应如何选择合适的新型抗肿瘤药物?

很好的问题,肿瘤有东西方的地理环境差异、人种差异、个体差异。我国药监部门对国外原研的各类药物引入,有非常严格的监管程序和法律,要求必须在中国开展临床研究,提供中国人自己的数据,这也是对人民健康的有力保障措施,而不是一味拿来主义和无原则的引入,这个请放心。基于上述原则,还是要强调,一定要依法用药、规范用药。

 Q21 如何参加新药临床实验?

这是很好的问题,建议如下:一是可咨询您的主治医生,了解目前有哪些正在开展的临床研究适合参加;二是可浏览相关网站,如美国的临床研究登记网站(http://clinicaltrials.gov),中国临床试验注册中心网站(http://www.chictr.org.cn)。

根据相关法律法规的要求,所有参加临床研究的患者,均处于严格的伦理保护之下，在知情同意的前提下进行。建议在签署知情同意书之前，向负责该研究的医生仔细了解这项临床研究的研究设计、相关药物背景资料、参加研究所享受的权益保护以及可能出现的不良反应等信息。具体也可参见我个人公众号上发布的相关文章。

 Q22 化疗期间如因特殊原因不能连续化疗是否会影响化疗效果？

因为化疗毒性、患者意愿、家庭社会因素等各种原因，造成化疗延迟、化疗减量甚至化疗中断，导致不能按预定方案完成化疗；最终结果是化疗强度减低，甚至化疗失败。

我们建议，在肿瘤专科医师指导下，根据化疗期间出现的各种具体情况（包括各类血液学毒性或非血液学毒性的严重程度），加以专业、及时、规范的调整和严密监测，确保我们的患友能顺利完成化疗，力争圆满结果。

 Q23 感冒了还能化疗吗？

最好不要在感冒期做化疗。

 Q24 化疗和靶向治疗可以同时进行吗？

这要看具体病种和分期，如晚期肺癌并检测有敏感的药物靶点的话，一般单用靶向治疗就可以；而对晚期胃癌和晚期肠癌等，可能需要化疗联合靶向治疗。关键在于结合具体病情、患者体力、治疗目标等因素，综合考虑后给予决策。如有需要，也欢迎来门诊咨询。

Q25 化疗间隔期间,是以休养为主还是可以做些锻炼呢?

化疗间隔期间,做力所能及的适度活动,是有益于体力恢复和适度增强免疫功能的。需要强调的还是那句话,万事不可偏颇,不可矫枉过正。所谓力所能及,包括适度的家务劳动,消耗到体力的五至七成即可,不是做超出体力耐受范围的剧烈活动和激烈运动。

化疗最常见、也最容易被忽视的不良反应即疲劳感。若因化疗或抗肿瘤治疗导致的疲劳感非常严重时,不适宜做任何体力活动。具体原则和应对措施可详见本书的相应章节。

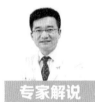

最适合癌症患者的运动方式是什么?

扫描二维码
观看专家解说视频

Q26 化疗后出现全身瘙痒的原因是什么?

有些化疗药物可能会造成皮肤瘙痒,如吉西他滨治疗后可能产生药疹,导致躯体和四肢出现多发性的红斑,伴有瘙痒。

所以,如果症状严重,还是需要跟主治医生沟通联系,在医生指导下用药。不要随意使用外用药物或口服抗过敏药物。

Q27 胃癌化疗后出现面部色素沉着怎么办?

某些化疗药物,尤其是氟尿嘧啶类化疗药物,使用后可能导致面部、手、足等部位色素沉着，甚至出现手足皮肤皲裂、红斑等不适。

此类化疗药物相关的色素沉着，在停药后多可逐渐恢复，故不必过于担心。临床上一般也没有非常有效的处理方法。但对面部色素沉着严重或手足皮肤反应明显的患者，需要酌情做减量或暂时停药等应急处理。化疗相关手足综合征或皮肤反应的居家处理要点，可参见本书的相关章节。

 Q28 化疗期间患者出现发热症状且白细胞偏低，应如何应对？

化疗导致的白细胞低，尤其是伴有发热的情况，称为"粒细胞减少性发热症"，是一种较为严重的化疗相关不良事件，严重时可能导致威胁生命的风险，需加以警惕和重视。家属要关注患者病情变化，症状加重及时送医。医生视白细胞的下降程度做必要的升白治疗，必要时需加用抗生素保护，以策安全。

 Q29 化疗期间的血小板水平降低可通过食疗来改善吗？

血小板降低在肿瘤患者中也不少见，传统观点认为可能与化疗、放疗导致的骨髓功能抑制有关，尤其是对巨核细胞产生抑制作用，导致的外周血中血小板计数低于100×10^9/升。而现在的研究发现，肿瘤本身也可能导致血小板水平下降，称之为肿瘤相关血小板减少症（cancer related thrombocytopenia, CRT）。

血小板的正常寿命是8～10天。在化疗后，血小板计数一般在第7天开始减少并在第14天达到最低值，在第28～35天时逐步恢复到基础值。不同化疗方案导致的血小板下降严重程度不同。所以，需要结合具体的血小板下降程度和出血风险等情况,给予相应处理,包括必要的药物处理。

饮食上建议保证各种营养成分的供给。在数量方面做到食物多样化。在营养结构方面,宜多食富含优质蛋白质、多种维生素和含微量元素铁较多的禽蛋类、牛奶、豆类、新鲜的蔬菜和水果等。但远水救不了近火,如需避免化疗的减量、延迟甚至中断的话,必要时还是需要在医生指导下接受升血小板药物治疗。

 Q30 血小板水平偏低应关注哪些注意事项?

血小板水平偏低的原因有很多,包括合成障碍、产生抗血小板抗体、血小板破坏或丢失过多等,需要根据病因来进行分析。如因骨髓巨核系增生障碍造成的血小板水平偏低和因脾脏功能亢进造成的血小板水平偏低,治疗方式是完全不一样的。再者,因肿瘤本身或因放疗和化疗导致的血小板水平偏低,治疗措施也有所不同。

对于血小板水平偏低的患者需要积极明确病因,尽量能做到对因治疗。完善血小板低下的数量和质量的评估。防范出血风险。

 Q31 化疗引起的静脉炎应如何处理?

对血管刺激较为强烈的化疗药物,我们建议放置中心静脉导管(PICC)或植入式静脉输液港(PORT),以减少药物对外周血管的刺激和损伤;二是对已发生的静脉炎,要视静脉炎的严重程度、有无合并感染等情况,酌情给予多磺酸粘多糖(喜疗妥)软膏局部外敷等相应的处理,但要具体情况具体分析。

Q32 化疗的副作用能不能吃中药调理？

经过长期历史考验依然屹立在民族医学之林的中医中药，有其特有的理论与临床实践体系。我们也正在开展中西医结合治疗肿瘤的探索，就是希望能达到相辅相成、减毒、增效的目的。回到您的问题，化疗的副作用，大致分为血液学毒性和非血液学毒性；是否可以服用中药，要具体情况具体分析，绝大多数情况是可以请中医同行帮忙，服用中药调理的。但建议在专业的中医专家指导下进行。我院胃肠肿瘤多学科诊疗团队，有中医科主任医师一起参与，体现了多学科综合治疗、中西医结合治疗的特色。

Q33 肿瘤患者化疗期间是否可以晒太阳？

有些患者在使用某些药物后暴露于紫外线或可见光，可能发生药疹，称之为药物光敏反应，又称为光敏性药疹。某些针对人表皮生长因子受体的分子靶向药物，如西妥昔单抗等，可能导致痤疮样皮疹，直接阳光照射后会加剧局部不适。再如，治疗慢性粒细胞性白血病或胃肠间质瘤的常用药物——伊马替尼，可能引发晒伤样反应。

此外，有些化疗药物，如氟尿嘧啶、卡培他滨等，可能引发光敏不良反应。紫杉醇可能引发多形性红斑等。

综上，所有的事情不能一概而论，化疗后是否可以晒太阳，也要看药物、方案、个人基础疾病等情况综合分析。如果在不确认的情况下，化疗期间还是尽量避免阳光直射为好。

Q34　放疗期间验血主要查哪些指标?

为保证放疗期间的治疗安全,需定期做血液学检测。除血常规、肝肾功能外,其他的血液学指标需根据放射治疗的部位和计划方案等因素,做个体化调整。

如乳腺癌术后放疗,可能会产生一定的心脏毒性,必要时需检测心肌酶谱等血液学指标。又比如某些腹腔内肿瘤的放疗可能造成腹泻等情况,必要时需检测血电解质,以排除电解质紊乱等。

综上,临床决策不是统一化或千篇一律的,需根据不同患者的个体情况,做出相应处理,这也是医学的艺术之所在。

Q35　直肠癌术后近10个月出现反复腹泻怎么办?

直肠癌术后出现的大便次数增加,需要仔细分析原因:

＊ 可能与手术相关,尤其是部位靠近肛门的直肠癌,术后可能因吻合口等关系,出现便意不尽、排便次数增加等不适症状,这些症状需要慢慢适应和调理。

＊ 可能与化疗、放疗等抗肿瘤治疗相关。

＊ 可能与肠道术后肠道菌群紊乱或移位有关。

综上,出现腹泻的症状,可能与上述多种因素中的一种或数种都有关,需要向主治医师当面咨询,根据具体情况做出分析。在居家处理和对症治疗方面,也可参照本书的相关章节。

Q36　直肠癌术后造口袋为什么会鼓起来?

造口袋积聚的内容物过多,给生活带来不便,这是造口患者经常碰到的临床情况。

◆ 发生的原因

＊ 造口位置：如造口位置在回盲部，食物消化吸收过程中的残渣到达回盲部的时候尚未成型，可能造成较多排泄物呈液体状或稀薄糊状排入造口袋，有时候每天需要清理好几次。

＊ 饮食结构：不少肿瘤患者会过多摄入番薯、土豆等较容易产气的所谓"粗粮"，也可能造成造口袋积气过多，以及因为此类粗粮纤维素含量高而造成大便容积增加效应。

＊ 手术、化疗：因为手术、化疗等原因造成肠道结构和功能紊乱。

◆ 建议

＊ 可以当面咨询主治医生，必要时可寻求专业造口师的帮助。上海交通大学医学院附属瑞金医院开设有造口门诊，有资深的造口师可帮助和指导患者做造口护理和咨询。

＊ 适当调整饮食结构，减少产气食物的摄入。必要时可喝些煮熟的苹果汤等有助于肠道收敛的食物。

 Q37 腹腔积液（腹水）该如何处理？

腹腔积液（腹水）是一种临床表现，肝硬化、右心功能不全、结核性腹膜炎、腹膜转移性肿瘤、原发性腹膜间皮瘤等多种因素均可能导致腹腔积液。

每个患者的具体病情和情况不一样，包括引流腹腔积液后症状的改善情况、所引流腹腔积液的性状和相关检查结果、肝肾功能检查指标和外周血电解质情况等；需要根据具体情况做具体分析。

液体管理对腹腔积液患者，尤其是重度腹腔积液患者而言，是比较重要的问题，需要结合导致腹腔积液的具体病因做对应处理。必要时需采取在严格监测基础上的限钠、限水等治疗措施。需要提醒的是，必须接受专业医生的治疗，不能一概而论。

 Q38 早期肝癌3年之内会复发吗？

早期肝癌也同样面临复发风险。复发分为近期复发（2年内）和远期复发（2年后）。前者一般认为原发性肝癌病灶的复发可能性大，后者更多的其实是肝癌的再发，这是因为中国的大多数肝癌患者，一般都合并有乙型肝炎病毒感染或肝硬化的疾病基础。所以，术后定期复查可能尤为重要，尤其需要关注在原有肝硬化结节基础上是否出现新的病灶及其性质、监测甲胎蛋白等。

（备注：本回复得到上海东方肝胆外科医院杨田主任指导，在此致谢。）

 Q39 早期原位肺癌手术后有复发的可能吗？

只要是恶性肿瘤，都有复发转移的可能，只是每一个体的复发风险不一样。建议定期随访复查。

 Q40 肿瘤发生骨转移后还能治疗吗？

乳腺癌、前列腺癌、肺癌等，较容易转移到骨。骨转移是一个定性诊断，还要看转移的具体部位、范围、是溶骨性改变还是成骨性改变、是否有严重疼痛、短期内是否可能导致病理性骨折等严重骨相关不良事件来综合分析。

针对骨转移的治疗方法也很多，包括双膦酸盐、地诺单抗等治疗，必要时的放疗或其他局部治疗等。

Q41 "西医治病，中医调理"，这样做科学吗？

时间是一种最为残酷的考验手段。大浪淘沙，几千年的历史考验，这本身就是验证中医中药在防病治病中价值的有力证据。中西医结合，是东西方科学与文化的交融和发展，是值得肯定的。

抗癌武器尽管有很多，但有时候所谓"飞机、大炮一块儿上"，也不一定能打赢敌人。在什么时机、什么敌情状况下，使用什么武器，这是与肿瘤博弈的艺术；也是我一直倡导"全程管理、合理布局"理念的具体体现。所以，我还是建议，在肿瘤专业医师的指导下，基于针对肿瘤状态和机体状态的完善评估，制订明确的治疗目标，在最合适的时间，对最适宜的对象，采用最合适的治疗方案，方是可取的科学态度。

Q42 生酮饮食法是否对癌症的康复治疗有帮助？

所谓生酮饮食，是一种脂肪高比例、碳水化合物低比例，配以蛋白质和其他营养素的配方饮食。从结构看，这是以脂肪取代葡萄糖作为能量来源的饮食。以往被用于治疗难治性儿童癫痫。

人体获得能量的三大主要来源为脂肪、蛋白质和碳水化合物。生酮疗法用于肿瘤治疗的理论依据，在于肿瘤细胞特殊的能量代谢特点：肿瘤细胞在有氧的条件下，仍然采用"糖酵解"这种得不偿失的糖代谢形式获取能量（有氧糖酵解，瓦博格效应）。故有学者认为，用脂肪来替代葡萄糖作为能量来源可能对肿瘤患者更为适合。

理论的支持不一定代表临床的有效，迄今尚未见有明确临床证据提示生酮饮食法对癌症的康复确实有帮助；而且，作为肿瘤科医生，从均衡营养的角度考虑，目前也不推荐我的患者采用这种饮食方法。我们强调少量多餐、饮食多样化、结构均衡的饮食配方，达到"体重稳定、体力维持"的目标。

 Q43 癌症的"替代疗法"是否科学有效？

从字面看，"替代医学"（complementary and alternative medicine, CAM）特指常规西医临床治疗手段以外的补充疗法，其中包括起源于印度的冥想、催眠、按摩、芳香、反射等疗法；当然，东方传统医学的草药、太极、针灸、辟谷等也归于其范畴。

替代疗法，可以在接受标准治疗的同时施行，比如在化疗期间使用针灸减轻呃逆等某些不良反应；也可以单独施行，如对某些肿瘤患者建议特有的饮食以替代抗癌药物。从一定角度看，主流西医治疗和替代治疗的整合措施，有助于从躯体、身心、精神等角度，起到全面覆盖的效果；故以"补充疗法"描述之可能更为贴切。

临床医学的标准治疗，是基于生物医学对人类或疾病的理解而产生的，故又被称为生物医学疗法、临床主流治疗、常规治疗，且必须有经过医学专门教育、具有医护资质的专业人员实施。替代疗法尚未经过严格的现代医学疗效检验，或源于传统，或沿革于风俗，或溯源未明。就替代医学在肿瘤的应用而言，有以下问题需要澄清：

＊"补充医疗"能否替代"主流医疗"？

至少目前答案为否。现代医学的先进性，一则是基于对疾病本质的科学理解（目前已逐渐深入到分子水平的探索）；二是所用的药物和疗法，都是经过严格的临床验证，积累了明确的临床证据。一篇发表于美国《国家癌症研究所杂志》（JNCI）的论文，评价了"替代疗法"对于肿瘤患者生存获益的影响，该研究比较了560例接受主流疗法和280例仅接受替代疗法的肿瘤患者的生存数据，发现后者较之于前者，是一个独立的死亡风险因素，尤其对乳腺癌、肺癌、结直肠癌患者而言。就此而言，"补充医疗"的定位只能是"补充"，尚难以撼动临床医学的主流地位。

＊没有经过循证医学考验的"补充医疗"是"伪科学"吗？

答案为否。就笔者而言，虽然笔者接受的是现代的医学临床医学教育，但经过多年临床实践，深知目前医学发展甚为有限，很多临床难题尚难解决。我个人的建议是，在强调主流医学的科学价值、积极鼓励和规范施行科学治疗的前提下，也应充分尊重传统和人生观的选择。

生命终结的形式有多种，疾病是其中之一；"生命不息，化疗不止"不是以人为本的现代医学精神的体现。医学的任务，除努力延长人类寿命外，缓解病痛折磨也是核心目标。

＊天然的就是安全的吗？

答案为否。有些替代疗法，特别是以各类所谓天然食物为旗号的自然疗法等，需要谨慎思考这些食物的毒性；包括各类滋补品、草药、超大剂量的维生素等，尤其是各类本身具有毒性的食物，如生蟾酥、发芽的马铃薯等。笔者曾接治的一位年轻胃癌患者，就是听信所谓偏方，喝了发芽的马铃薯生榨的汁水后发生肾衰竭而离世的。再举个例子，超大剂量的维生素C摄入，对健康人而言也可能造成重要脏器损害。

综上，在衡量这些"补充疗法"的时候，建议咨询您的主治医生的意见，尤其是上文提到的有些天然食物或草药，可能会影响到某些分子靶向抗癌药的疗效，尤应加以重视。

 Q44 抗菌肽用于配合肿瘤治疗，效果是否会更好？

抗菌肽原指昆虫体内经诱导而产生的一类具有抗菌活性的多肽，从理论而言，有一定的抗菌、免疫调节和修复损伤等功能。

就我的知识范围内，目前尚未看到抗菌肽配合抗肿瘤药物治疗某种恶性肿瘤获得明确临床疗效的研究报道。

 Q45 服用埃克替尼期间可以吃葡萄吗？

埃克替尼主要通过细胞色素P-450酶系统的CYP2C19和CYP3A4代谢；在与氨鲁米特等肝酶诱导剂、华法林等肝酶底物合用时，应注意潜在的药物相互作用。葡萄汁、西柚汁、桑葚汁等可能影响厄洛替尼等分子靶向治疗药物的代谢，故服药期间应避免食用。尽管埃克替尼说明书中未明确提及，但我建议服药期间还是避免吃这些食物。

 Q46 肺癌晚期患者能吃蜂王浆吗？

蜂王浆含多种微营养素，尤其是B族维生素和铁、锌等矿物质，对饮食摄入不足或偏食或营养不良的患者来说是有益的。同时蜂王浆内还含有多种氨基酸、肽类激素、类激素样生物活性物质，具有天然杀菌、消炎、抗氧化及提高免疫功能的作用，对多数肿瘤患者而言，蜂王浆可以放心食用。但因为其含有类激素样物质，量不宜过多；合并糖尿病者也需慎用。

（备注：本回复得到了上海交通大学医学院附属瑞金医院临床营养科蒋咏梅医生的指导，在此致谢。）

 Q47 胡萝卜会"解药性"吗？肿瘤患者可以长期喝胡萝卜汁吗？

胡萝卜含较丰富的维生素和胡萝卜素，是一种较好的果蔬。其含有的维生素 A 和胡萝卜素是脂溶性的，所以建议能稍微用少量油煸炒下食用，更有利人体吸收。而生吃胡萝卜，其所含的上述营养物质不容易被人体吸收。

就"解药性"的问题而言，在我的知识范围内，尚未有服用某些特殊的西药时禁忌食用胡萝卜的情况。中医理论内有"白萝卜解药性"的说法，尤其在使用补气的黄芪或人参的时候，不宜食用白萝卜；但胡萝卜好像并未见这么一说。

需要提醒的是，任何事物都是一分为二的。我们习惯性思维是某某专家说某种东西好，大家就长期大量吃。其实从营养学的角度看，食物多样化、适量取用、结构均衡也很重要。胡萝卜虽好，短期内大量食用，其脂溶性的胡萝卜素等难以随尿液排出，可能使皮肤发黄，严重时可发生"胡萝卜素血症"；反而不好。还有一个提醒，大多数西药都是建议用白开水吞服，而不宜用果蔬汁吞服。

Q48　癌症患者能吃鸡吗？

这是肿瘤患者最常问的问题。西医不忌口，但中医有讲究。作为西医，我们并不非常懂中医，但应充分尊重专业的中医专家的意见和建议。何必一直纠结着这只鸡不放呢？鸡不吃，禽类还可以吃鸭、鹅和鸽子。所以，在接受专业中医师调理或口服中药期间的忌口要点，请听从中医专家的建议。对非口服中药期间能不能吃鸡，从西医视角看，没有特殊禁忌。

 Q49　癌症患者能喝牛奶吗？

在我的知识范围内，并无肿瘤患者不能喝牛奶的说法。从均衡饮食的角度看，牛奶是一种较好的蛋白质和钙的来源，其所含有的乳清蛋白和酪蛋白对肿瘤患者的营养支持也很有裨益。一般而言，推荐每天300～400毫升的鲜奶摄入量。

 Q50　患胃癌可以继续吃辣吗？

中国胃癌的发病有地区差异、性别差异、年龄差异等，这些都是流行病学调查的统计学数据，但究其确切原因，目前没有明确定论。

一方水土养一方人，各地的饮食习惯都是经过长期历史考验流传下来的，我们充分尊重对健康有益的生活和饮食习惯。而且，就我知识范围内，吃辣与胃癌发生之间并无直接因果关系。需要提醒的是，对幽门螺旋杆菌（Hp）感染伴相关胃部症状、胃息肉、胃溃疡等胃部疾病患者，吃这些辛辣食物就需要节制和克制了。